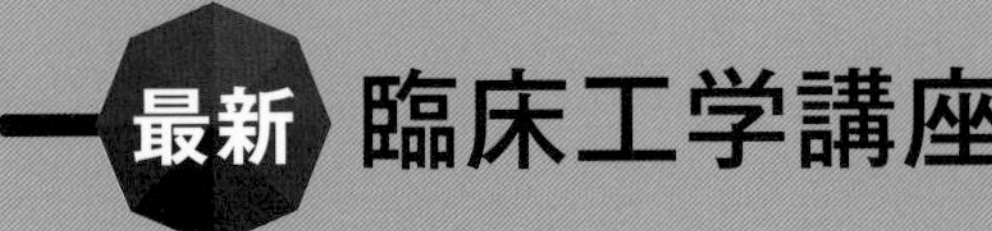

関係法規

2024年版

| 監修 | 一般社団法人
日本臨床工学技士教育施設協議会

| 編集 | 福田
中島

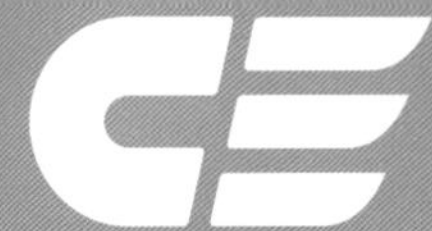

医歯薬出版株式会社

【編　集】

福田　誠　近畿大学生物理工学部医用工学科

中島章夫　杏林大学保健学部臨床工学科

【執　筆】

中島章夫　杏林大学保健学部臨床工学科
　第 1 章，第 2 章，第 3 章，第 4 章-Ⅱ-1，第 7 章

吉田浩二　近畿大学生物理工学部医用工学科
　第 4 章-Ⅰ，第 4 章-Ⅱ-2，第 6 章-3 ～ 7，第 8 章

奥村二郎　近畿大学医学部環境医学・行動科学教室
　第 4 章-Ⅱ-3，4，第 5 章-2 ～ 5，第 6 章-1，2，8

福田　誠　近畿大学生物理工学部医用工学科
　第 5 章-1

This book is originally published in Japanese
under the title of :

SAISHIN-RINSHOKOGAKUKOZA KANKEIHOKI
(The Newest Clinical Engineering Series Medical Laws and Regulations for Clinical Engineering)

Editors :

FUKUDA, Makoto
　Professor, Kindai University

NAKAJIMA, Akio
　Professor, Kyorin University

© 2024 1st ed.

ISHIYAKU PUBLISHERS, INC.
　7-10, Honkomagome 1 chome, Bunkyo-ku,
　Tokyo 113-8612, Japan

『最新臨床工学講座』の刊行にあたって

日本臨床工学技士教育施設協議会の「教科書検討委員会」では，全国の臨床工学技士教育養成施設（以下，CE養成施設）で学ぶ学生達が共通して使用できる標準教科書として，2008年から『臨床工学講座』シリーズの刊行を開始しました．シリーズ発足にあたっては，他医療系教育課程で用いられている教科書を参考にしながら，今後の臨床工学技士育成に必要，かつ教育レベルの向上を目的とした教科書作成を目指して検討を重ねました．刊行から15年が経過した現在，本シリーズは多くのCE養成施設で教科書として採用いただき，また国家試験出題の基本図書としても利用されています．

しかしながらこの間，医学・医療の発展とそれに伴う教育内容の変更により，教科書に求められる内容も変化してきました．そこでこのたび，臨床工学技士国家試験出題基準の改定〔令和3年版および令和7年版（予定)〕，臨床工学技士養成施設カリキュラム等の関係法令改正，タスク・シフト／シェアの推進に伴う業務拡大等に対応するため，『最新臨床工学講座』としてシリーズ全体をリニューアルし，さらなる質の向上・充実を図る運びとなりました．

新シリーズではその骨子として以下の3点を心がけ，臨床工学技士を目指す学生がモチベーション高く学習でき，教育者が有機的に教育できる内容を目指しました．

①前シリーズ『臨床工学講座』の骨格をベースとして受け継ぐ．

②臨床現場とのつながりをイメージできる記述を増やす．

③紙面イメージを刷新し，図表の使用によるビジュアル化，わかりやすい表現を心がけ，学生の知識定着を助ける．

医療現場において臨床工学技士に求められる必須な資質を育むための本教科書シリーズの意義を十分にお汲み取りいただき，本講座によって教育された臨床工学技士が社会に大きく羽ばたき，医療の発展の一助として活躍されることを願ってやみません．

本講座のさらなる充実のために，多くの方々からのご意見，ご叱正を賜れば幸甚です．

2024年春

日本臨床工学技士教育施設協議会　教科書検討委員会

最新臨床工学講座　編集顧問

序

『臨床工学講座』シリーズは，一般社団法人日本臨床工学技士教育施設協議会の教科書検討委員会の企画によって2008年に刊行された．この間わが国では，超高齢化の進展に象徴されるように社会・医療情勢は大きく変容し，2020年からのコロナ禍も経て，医療現場における臨床工学技士の役割はますます高まっている．こうした社会的・医療的ニーズに応えるために，時宜をはかり，臨床工学技士国家試験出題基準の改定（令和3年版）や医師のタスク・シフト／シェアの推進に伴う臨床工学技士の業務拡大，および臨床工学技士養成校カリキュラム変更に関する関係法令改正に伴い，シリーズ全体をリニューアルし，さらなる質の向上を図るために，『最新臨床工学講座』が創刊されることになった．

『関係法規2024年版』ではこうした経緯と関連をできるだけ分かりやすくまとめることに努め，臨床工学技士を目指す学生の皆さんが医療に関連する法規と現状を体系的に学べることを目指している．執筆にあたっては，『最新臨床工学講座』シリーズの発刊趣旨や編集方針を受けて，次のポイントに配慮した．

第一に，臨床工学技士国家試験出題基準の改定（令和3年版），医師のタスク・シフト／シェアの推進に伴う臨床工学技士の業務拡大（令和3年9月通知）および臨床工学技士養成校のカリキュラム変更に関する関係法令改正に関する通知（令和4年3月通知）をできるかぎりもりこんだ．

第二に，法律を理解しようと努める際に必要な法律的専門用語や言い回しを，まず第1章で体系的に学べるように工夫するとともに，公益社団法人日本臨床工学技士会が定める「医の倫理綱領」を例示し，臨床工学技士（医療人）として遵守すべき医の倫理について概説した．

第三に，第4章の医事法規，第5章の薬事法規および第6章の保健衛生法規など，全体の構成をリニューアルし，各法規や通知の関連についても理解できるように努めた．

臨床工学技士を目指す学生の皆さんをはじめ，医療現場の第一線で活躍されている臨床工学技士の皆さんにも，医療関連法規の基礎や最近の関係通知および判例の学びのために本書をご活用いただきたい．法と医の倫理を遵守し，患者の安全とともに医療従事者の皆さんの身を守ることにつながれば幸いである．

2024年2月

福田　誠

中島　章夫

最新臨床工学講座　関係法規 2024年版

CONTENTS

第5章 薬事法規

第6章 保健衛生法規 85

第7章 医療関連判例 103

第8章 通知 119

第1章 法律と医の倫理

1 法律とは

我々（人類）は，他の動物と異なり，行動の標準的な規則として規範の意識をもち，自らの要求をコントロールしている．実際の社会生活では，法以外の規範（ルール）として習慣や道徳，宗教などをもとに生活しており，これに従うことで秩序ある社会生活を営み，個々人や国家同士の社会関係に平和と安定をもたらしている．

では，法律とはどのように定義・解釈されているだろうか．わが国での法律の解釈としては，社会の秩序を維持し，人々の行動を規制し，紛争を解決し，公共の利益を保護するために制定されたルールや規則の体系と考えればよいだろう（表1-1）．法律は，国や地域によって異なるが，基本的には社会のルールとしての性質をもち，法的な権利（国家権力として刑罰を加えたり，強制執行を行う，など）と義務を規定する．

表1-1　法律の意義

社会秩序の維持	社会全体の秩序の維持や，混乱・無秩序を防ぐ役割を果たす． 人々は法律に従うことで安心な生活，予測可能な環境が提供される．
個人の権利と保護	個人・集団の権利を保護し，差別や虐待を防ぐ． 個人の表現の自由や，宗教の信仰，プライバシーを守る権利が保障される．
紛争の解決	紛争や対立を解決する枠組みを提供する． 各種法的手続き（裁判所や調停など）を通じて，公正な結果を導き出す手段として異なる意見・利益を公平に調整する．
経済活動の調整	経済活動を規制し，各種契約や取引の信頼性を確保する． 企業（個人）が法律に従いビジネスを行うことで，市場の安定性が保たれる．
社会的価値の反映	社会的な価値観や倫理基準を反映する役割を果たす． 特定行動を奨励・制限することで，社会的な善を促進し，社会における害を最小限に抑える．
政府の権力制約	政府の権力を制約し（三権分立），市民の権利を保護する． 憲法や基本的人権の保障により，政府の行動が制限され，権力乱用を防止する．

2 法の体系

keyword

法規

①広義では法規範一般を指す．国民の権利義務に関係する法規範．法規の観念は，行政機関の組織を定めるような国民の権利義務と直接関係がない法規範と区別する意味で用いられる．現行憲法では，この意味の法規の成立を国会に独占させることを建前としている（憲法第41条）．
②一般的，抽象的な意味をもつ法規範．この観念は，具体的な意味をもつ裁判や行政行為と区別する意味で用いられる．

1. 成文法と不文法

わが国では，法律（法規）は種類によって体系化されており，それにより法の形式的効力の優劣が異なってくる．

成文法は制定法ともいい，文字や文章で具体的に記載された形式の法律を指す（図1-1）．成文法の代表例には，憲法，条約，法律，命令・規則，条例などがあり（後述），明確な言葉で法的規制を示し，社会のルールや義務を具体的に定めている．

一方，不文法は文字（文章）によらず，慣習や前例，判例などによって形成される法律の形式を指し，口頭法ともよばれることがある（図1-1）．不文法は明文化されていない法的原則や規則であり，社会の慣習や法廷の判決によって築かれる．慣習法がその典型である．

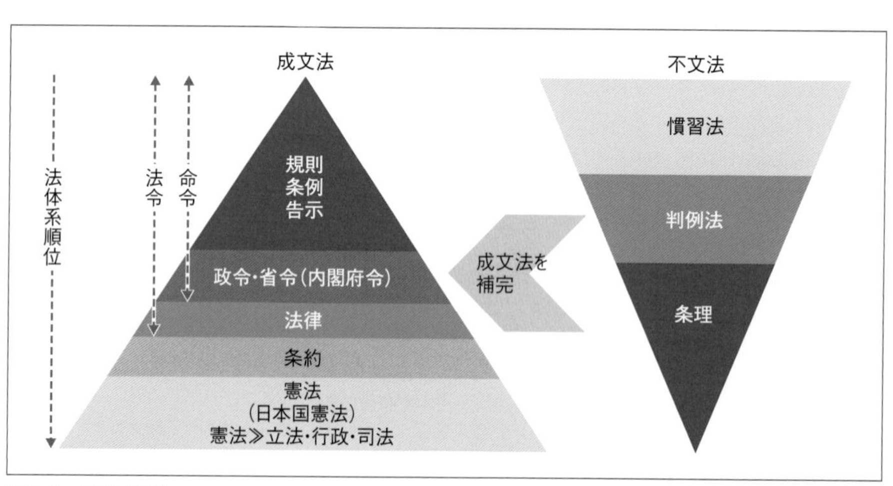

図1-1　法の体系

法令と法例

「法令」は「法律」と「命令」とをあわせた語．一般的には国内法に属する一切の制定法規範を指し，国会が制定する法律および国の行政機関が制定する命令を合わせてよぶときに用いられる．憲法，法律，命令，規則，条例などを包括する概念となる．また，地方公共団体の制定する条例や規則，最高裁判所規則などの各種の法形式を含めていうこともある．

一方，同音の「法例」は明治31（1898）年に制定された法律で，平成18（2006）年に「法の適用に関する通則法（平成18年法律第78号）」が制定されたことにより，現在は存在せず，使用されることはない．

2. 成文法の分類と種類

成文法は，一定の手続きを経て一般に公開（制定）され，国や地域の法律体系の中核をなす（図1-1）．上位法が下位法に優先する（憲法>条約>法律（政令・省令）>命令（告示・条例・規則））．以下，各法について概説する．

keyword

法，施行令，施行規則

法律は「○○法」だけでなく，基本は「○○施行令」，「○○施行規則」と3部構成となって発出される．医療法を例にとると，医療法（昭和23年法律第205号），医療法施行令(昭和23年政令第326号)，医療法施行規則（昭和23年厚生省令第50号）で構成される．

1) 憲法

日本国憲法（以下，憲法）を指す．国の最高法規であり，国の権利や組織および活動に関する根本的な事項を定めている．憲法は戦後に制定され，平和主義や基本的人権の尊重などが盛り込まれている．

2) 条約

国家の承認を経たうえで締結される．国際法上で国家間（国際連合などの国際機関も締結主体となりうる）で結ばれる成文法である．日本においては，国家が同意しているものは国事行為として天皇が公布し（憲法第7条），国内法として受容され，憲法には劣るが法律より優先する（憲法第98条2項）．協定，協約，議定書，覚書などともよばれ，内閣が締結するが，国会の承認が必要となる（憲法第73条第3号）．

3) 法律

憲法の定める方式にしたがい，国会（議会）の議決を経て制定される法規範であり，国内法の一形式である．議会の議決を経る前の段階を法律案（法案）といい，議決を経てはじめて法律となる．その効力は，憲法および条約に次ぎ，政令，条例など他の法形式の上位にあたる．広義には「法」と同義に用いられることもある．

4) 政令

憲法および法律の規定を実施するため，または法律の委任に基づいて内閣が制定する命令（憲法第73条第6号）で，施行令とよばれる（図1-2a）．行政機関が制定する命令のなかで最上位の効力を有する．法律の委任がある場合を除いて罰則は設けられない．

5) 省令・内閣府令

法律，政令を実施するため，法律または政令の特別委任に基づいて，内閣府または各省大臣が制定する命令で，施行規則ともよばれる（図1-2b）．

6) 告示

国（主管省庁）または地方公共団体が，法令に基づく具体的な一定の行政行為について制定するものを指し，適用の範囲，関連基準などを規

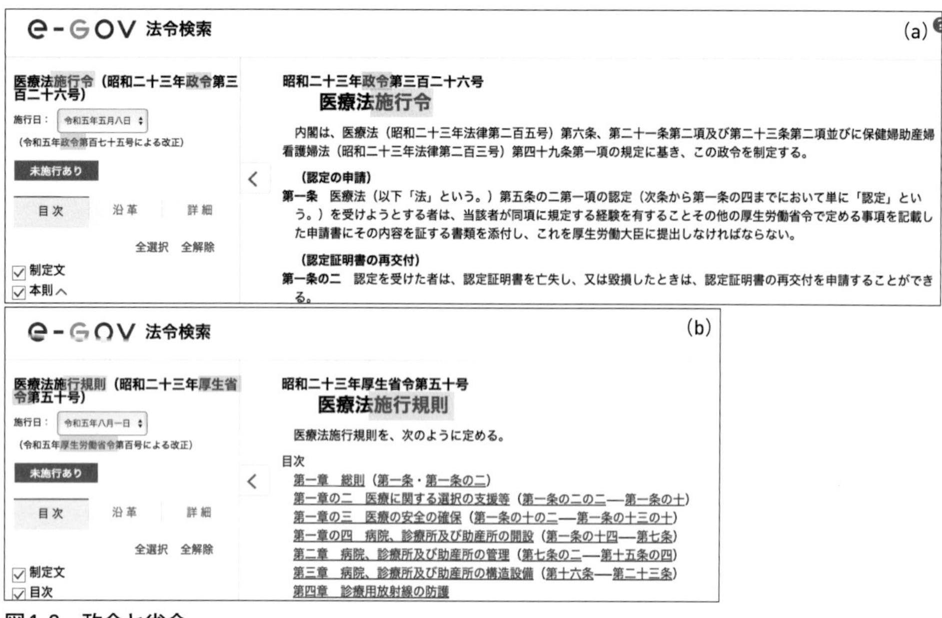

図1-2　政令と省令

a：政令（施行令）．医療法施行令 https://elaws.e-gov.go.jp/document?lawid=323CO0000000326
b：省令（施行規則）．医療法施行規則 https://elaws.e-gov.go.jp/document?lawid=323M40000100050

○臨床工学技士法施行令の一部を改正する政令附則第二項の規定に基づき厚生労働大臣が指定する研修
（令和三年七月九日）
（厚生労働省告示第二百七十七号）
臨床工学技士法施行令の一部を改正する政令(令和三年政令第二百三号)附則第二項の規定に基づき、臨床工学技士法施行令の一部を改正する政令附則第二項の規定に基づき厚生労働大臣が指定する研修を次のように定める。

臨床工学技士法施行令の一部を改正する政令附則第二項の規定に基づき厚生労働大臣が指定する研修
臨床工学技士法施行令の一部を改正する政令附則第二項の規定に基づき厚生労働大臣が指定する研修は、同令による改正後の臨床工学技士法施行令(昭和六十三年政令第二十一号)第一条第二号に掲げる行為(シャントへの接続及びシャントからの除去を除く。)に必要な知識及び技能を修得するための研修であって、公益社団法人日本臨床工学技士会が実施するものとする。

図1-3　告示

https://www.mhlw.go.jp/web/t_doc?dataId=80ab8288&dataType=0&pageNo=1

定する．さまざまな場面で用いられ，内閣や内閣総理大臣，各省の大臣が一定の事項を国民に周知するために発するものである（図1-3）．

7）通知

主管省庁の担当局・課などが発出するものである．施行（施行令，施行規則）の詳細，運用に関する事項などを定めており，通達ともよばれ，これらは法令ではなく，指針やガイドラインといった基準や方向性を示すものもある（図1-4）．

8）条例

地方公共団体が制定する法形式の名称である（憲法第41条，地方自治法第14条，16条）．地方公共団体の議会の議決によって定められ

医政発0331第63号
令和４年３月31日

各都道府県知事　殿

厚生労働省医政局長
（公印省略）

臨床工学技士養成所指導ガイドラインについて

臨床工学技士学校養成所指定規則（昭和63年文部省・厚生省令第２号）については、平成16年に教育科目の名称を定める規定から教育の内容を定める規定への変更や単位制の導入など、カリキュラムの弾力化等の見直しを行って以降大きな改正は行われなかったが、この間、国民の医療へのニーズの増大と多様化、チーム医療の推進による業務の拡大等により、臨床工学技士に求められる役割や知識等は変化してきた。これら臨床工学技士を取り巻く環境の変化に対応するため、令和２年11月から「臨床工学技士学校養成所カリキュラム等改善検討会」を開催し、令和３年３月25日に報告書を取りまとめたところである。

これに伴い、別紙のとおり、新たに「臨床工学技士養成所指導ガイドライン」を定めたので、貴管下の関係機関に対し周知徹底を図られるとともに、貴管下の養成所に対する指導方よろしくお願いする。

図1-4　通知

https://www.jaefce.org/wp-content/uploads/2022/04/0331064.pdf

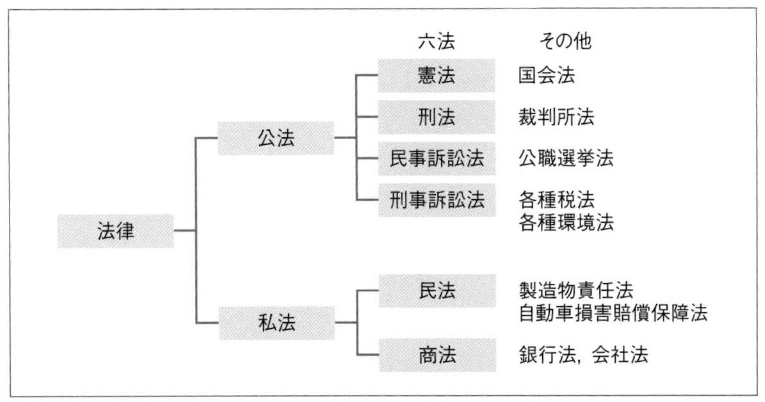

図1-5　公法と私法

る．条例で規定できる事項は，地域における事務およびその他の事務で法令により地方公共団体が処理することとされるものに関するものである．

9）規則

地方公共団体の長が，国の命令に違反しない範囲で，その権限に属する事項について，地方議会の議決を要しないで制定する命令である．地方公共団体が規定する条例と区別される．

以上，わが国の法律形態の種類を示したが，その他に，法律の内容によって「公法と私法」のような分類方法もある（図1-5，表1-2）．

表1-2　分類

公法と私法	公法：国家や地方公共団体の組織や活動と個人（国民・住民）との関係を規律する法律（憲法，刑法，民事訴訟法，など） 私法：個人と個人との関係，私的関係を規律する法律（民法，商法，など）
一般法と特別法*	一般法：広く一般の人や，ある特定の事物や行為を広範囲に規定する法律（民法，刑法，など） 特別法：一般法を適用するのが適切ではなく，特定の事物や行為に焦点を当てた法律（労働基準法，食品衛生法，医療系各種資格法，など）
実体法と手続法	実体法：法律の中身や規定される権利・義務に焦点を当てた法律で，裁判の基準となる法律（刑法，民法，商法，など） 手続法：権利義務の運用手続きとなる法律の手続きや手続きの運用に関する法律（刑事訴訟法，行政手続法，など）
国際法と国内法	国際法：国家間の関係や国際組織に関する法律（各種国際条約，国際人権法，など） 国内法：各国国内で適用される法律（公法，私法が該当）
強行法と任意法	強行法：国家権力によって強制的に適用される法律．一般市民に対して法的な義務を課すもの（最低賃金法，など） 任意法：法的な拘束力がなく，合意に基づいて特定の事項や契約に適用される法律 当事者の意思により法に違反しても法的な制裁が許される規定

*：原則，特別法は一般法に優先する．

3　医の倫理

医療従事者は，わが国の法体系に則り，一国民，一市民として法を遵守するのは当然の責務といえる．さらに，医療従事者が遵守すべき医の倫理には，患者の健康と福祉を最優先に考えることを根底として，患者中心のケアや患者の尊厳とプライバシーを尊重すること，公正で公平な医療提供を目指すこと，適切な知識と技術をもとに適切な診断と治療を提供するための専門性をもつこと，患者の利益を最優先に考え利益衝突を回避すること，患者に対する誠実さと信頼を築くこと，患者から治療のリスクと利益についてインフォームド・コンセントを得ること，臨床試験や医学研究における研究倫理やガイドラインを遵守すること，などが求められる．

将来医療従事者として遵守すべき医の倫理について理解しておく必要があることから，ここでは倫理指針，倫理綱領の2つを紹介する．

1. 医師の職業倫理指針

現在のチーム医療のなかでは，個々の医療職・医療従事者が遵守すべき法規に則り，倫理観をもって患者に対応することが求められる．

医師法第17条に「医師でなければ，医業をしてはならない」とあるように，医師は医業（医行為）を行うかわりに，患者への責任を全うすべく課せられる内容も多い．2016年に発出された「医師の職業倫理指

keyword

医師の責務

参照：第4章　医師法（p.35～39）．

針」には，医師の基本的責務として，

①医学知識・技術の習得と生涯学習

②研究心，研究への関与

③医師への信頼の基盤となる品位の保持

について最初に述べられており，とくに③は1948年9月にスイスのジュネーブにおける第2回世界医師会総会で採択された「ジュネーブ宣言」がもととなっている．本倫理指針は，日本医師会が医師を対象に上記3つの責務を果たすための倫理規定を定めたものであるが，医師以外の医療従事者にとっても同様に遵守すべき事項ととらえる必要がある．

keyword

ジュネーブ宣言

医療従事者が患者の健康と福祉を最優先に考えるべきであることや，患者の尊厳とプライバシーを尊重することなどを強調した内容で，ヒポクラテスの誓いがその根源となっており，13の項目が宣言されている．

2. 倫理綱領

倫理綱領とは，特定の組織や団体（職業グループなど）などが，その行動や活動において遵守すべき倫理的な原則や規範を示す文書や宣言のことを指す．倫理綱領は，その組織や団体の目的や価値観に基づいて，組織の所属会員や関係者が遵守すべき倫理的なガイドラインを定めるために使用されるとともに，組織や団体の信頼性を高め，社会的な期待に応えるために重要な基準となる．各組織や団体で決めた倫理綱領にしたがうことで，個人や組織は高い倫理基準を維持し，社会的貢献を果たす．

ここでは，日本医師会（**図1-6**）および日本臨床工学技士会（**図1-7**）が定めた倫理綱領を示す．これらの倫理綱領の内容が臨床現場でどのように具現化されているかは，まずは臨床実習にて確認し，将来目指すべき医療従事者の責務について考えていただきたい．

公益社団法人 日本医師会
医の倫理綱領

医学および医療は、病める人の治療はもとより、人びとの健康の維持 もしくは増進を図るもので、医師は責任の重大性を認識し、 人類愛を基にすべての人に奉仕するものである。

1. 医師は生涯学習の精神を保ち、つねに医学の知識と技術の習得に 努めるとともに、その進歩・発展に尽くす。
2. 医師はこの職業の尊厳と責任を自覚し、教養を深め、 人格を高めるように心掛ける。
3. 医師は医療を受ける人びとの人格を尊重し、やさしい心で接すると ともに、医療内容についてよく説明し、信頼を得るように努める。
4. 医師は互いに尊敬し、医療関係者と協力して医療に尽くす。
5. 医師は医療の公共性を重んじ、医療を通じて社会の発展に尽くすとともに、法規範の遵守および法秩序の形成に努める。
6. 医師は医業にあたって営利を目的としない。

図1-6　倫理綱領（日本医師会）

https://www.med.or.jp/doctor/rinri/i_rinri/000967.html

公益社団法人 日本臨床工学技士会
倫理綱領

倫理要綱
1 臨床工学技士は、人々の健康を守るために貢献します。
1 臨床工学技士は、チーム医療の一員として、専門分野の責任を全うします。 I 臨床工学技士は、医療を求める人々のため、常に研鑽に励みます。
1 臨床工学技士は、常に高い倫理観を保ち、全人的医療に貢献します。

倫理規定
公益社団法人日本臨床工学技士会は、本会会員が臨床工学技士として社会的使命とその 責任を自覚し、常に自己研鑽に励み、自らを律するため倫理規定を定め、社会に寄与す るものとする。

1. 臨床工学技士は、人々の健康を守るため、医療・福祉の進歩・充実に貢献する。
2. 臨床工学技士は、個人の権利を尊重し、思想、信条、社会的地位等による個人 を差別することはしない。
3. 臨床工学技士は、業務上知り得た情報の秘密を守る。
4. 臨床工学技士は、常に学術技能の研鑽に励み、資質の向上を図り高い専門性を維 持 し、臨床工学の発展に努めなければならない。
5. 臨床工学技士は、生命維持管理装置等の医療機器の専門医療職であることを十 分認識し、最善の努力を払つて業務を遂行する。
6. 臨床工学技士は、常に他の医療職との緊密な連携を図り、より円滑で効果的、 且つ全人的な医療に努め信頼を維持する。
7. 臨床工学技士は、後進の育成に努力しなければならない。
8. 臨床工学技士は、不当な報酬を求める等の法と人道に背く行為はしない。
9. 臨床工学技士は、互いの交流に努め人格を調練し、相互に律する。

図1-7　倫理綱領（日本臨床工学技士会）
https://ja-ces.or.jp/wordpress/01jacet/gaiyou/pdf/ethics.pdf

参考文献

1）ガイドブック法学改訂版．嵯峨野書院，2021.
2）判例法学 第5版．有斐閣，2012.
3）生駒俊和，出渕靖志，中島章夫編：臨床工学講座 関係法規（増補）．医歯薬出版，2022.
4）医師の職業倫理指針第3版．
https://www.med.or.jp/doctor/rinri/i_rinri/000250.html

第2章 臨床工学技士法

1 臨床工学技士法

（昭和62年6月2日法律第60号．最終改正：令和4年6月17日法律第68号）

1）臨床工学技士法制定の経緯とその目的

臨床工学技士法の全文については付録（p.137～143）を参照．

臨床工学技士法は，昭和62（1987）年5月27日，第108通常国会，参議院本会議において全会一致で可決成立し，6月2日に公布され，翌年の4月1日に施行された．臨床工学技士法が承認された委員会（第108回国会社会労働委員会第3号，昭和62年5月15日）での審議における発言「臨床工学技士は，現在6,000人で将来的には1万5千人から2万人が必要だということ，～中略～，あるいは一部の大学において，臨床工学技士の養成に該当するような課程を考えていきたいというようなお話も伺っておりまして，～中略～，私どももこれからの医療の確保，向上のために，～中略～，養成体制の整備を十分図ってまいりたいと考えておる次第でございます．」（厚生省保健医療局長：竹中浩治委員）を振り返ると，その後の医療技術・医療機器の飛躍的な進歩のなかで臨床工学技士の役割やその業務の重要性が認められたことにより，臨床工学技士有資格者数が大きく予想を上回って推移してきたことがわかる．

臨床工学技士法設立以前（1970年代）に遡（さかのぼ）ってみると，透析領域，人工心肺領域においては，透析技術者，体外循環技術者とよばれていた技術者が技術提供し，チーム医療の一翼を担っていた．透析領域において，法施行当時は，約9万人の透析患者に対し約5千人の透析技術者であり，技術者数は将来的に1万5千人超が必要であると予測された．ここに，体外循環技術者を加え，さらには医療の高度化・専門分化に対応できる工学的な資質を有した専門技術者として，血液透析装置，人工心肺装置をはじめとする，ヒトの呼吸，循環，代謝の機能を代替または補助する生命維持管理装置の操作および保守点検を業とする「臨床工学技士」という新しい職種の必要性が高まった．前述のように，すでにこの分野に従事していた透析技術者や体外循環技術者の実態が法制化につながったことはいうまでもないが，昭和58（1983）年に栃木県で透析技術者が保健師助産師看護師法違反で摘発されたことに端を発した法制化活動が結実した結果でもあった．

臨床工学技士は，1988年の第1回国家試験に2,670人が合格後，2023

年3月の第36回国家試験までに現在54,550人が誕生し，臨床現場などで活躍している．また，1987年法律施行時には5校（定員410名）からスタートした臨床工学技士養成施設は，85校（92施設，定員4,286名，2023年4月）まで増加している．

臨床工学技士法は全5章（総則，免許，試験，業務等，罰則），49条からなる法律である．

2）目的および定義

（目的）

第1条　この法律は，臨床工学技士の資格を定めるとともに，その業務が適正に運用されるように規律し，もつて医療の普及及び向上に寄与することを目的とする．

（定義）

第2条　この法律で「生命維持管理装置」とは，人の呼吸，循環又は代謝の機能の一部を代替し，又は補助することが目的とされている装置をいう．

2　この法律で「臨床工学技士」とは，厚生労働大臣の免許を受けて，臨床工学技士の名称を用いて，医師の指示の下に，生命維持管理装置の操作（生命維持管理装置の先端部の身体への接続又は身体からの除去であつて政令で定めるものを含む．以下同じ．）及び保守点検を行うことを業とする者をいう．

第2条では，生命維持管理装置と臨床工学技士について定義している．生命維持管理装置とは，臨床工学技士の主業務で扱う複数の機器を一言で表した新語・造語である．生命維持管理装置は，「人の呼吸，循環又は代謝の機能の一部を代替し，又は補助することが目的とされている装置」と定義されており，人工心肺装置や血液浄化装置，人工呼吸器のように，物理・化学的現象，電気生理的な現象を原理とする人工臓器に代行された機能とそれらを監視することにより，生体機能を正常に近い状態に保つために用いられる装置と解釈できる．また，これらはペースメーカや大動脈内バルーンパンピング装置（IABP）のように，電気エネルギーや機械的駆動部分およびその監視部分からなり，生体機能を正常に近い状態に保つために用いられる装置も含むと解釈できる．

3）免許

第3条　臨床工学技士になろうとする者は，臨床工学技士国家試験（以下「試験」という．）に合格し，厚生労働大臣の免許（以下「免許」という．）を受けなければならない．

臨床工学技士になるには，高等学校を卒業後，大学や専門学校で臨床工学技士の養成過程を修め，厚生労働大臣が実施する国家試験に合格し，免許申請を行い，臨床工学技士名簿に登録することによる厚生労働大臣の免許を受けなければならないが，法的にはこの名簿に登録された日から資格が有効になる（第3条）．登録事項に変更が生じた場合，30日以内に名簿の訂正を申請しなければならない．また，死亡した場合は30日以内に名簿の登録消除を申請しなければならない．

4）欠格事由

第4条　次の各号のいずれかに該当する者には，免許を与えないことがある．
1　罰金以上の刑に処せられた者
2　前号に該当する者を除くほか，臨床工学技士の業務に関し犯罪又は不正の行為があつた者
3　心身の障害により臨床工学技士の業務を適正に行うことができない者として厚生労働省令で定めるもの
4　麻薬，大麻又はあへんの中毒者

keyword

罰金以上の刑

罰金以上の刑とは，死刑，懲役刑，禁錮刑，罰金刑の4種類をいう．いずれも，裁判所で裁判官が有罪判決を言い渡し，それが確定してはじめて執行される刑罰である．

平成11（1999）年8月，政府の障害者施策推進本部において決定された「障害者に係る欠格条項の見直しについて」により，「障害者が社会活動に参加することを不当に拒む原因とならないよう『障害者対策に関する新長期計画（平成5年3月障害者対策推進本部決定）』の推進のため，対象となるすべての制度について見直しを行い，その結果に基づき必要と認められる措置をとるものとする」という基本的な考え方に則り，すべての医療職種において，真に必要な欠格条項にかかわる具体的対処方針が打ち出された．すなわち，欠格，制限等の対処の厳密な規定への改正，絶対的欠格から相対的欠格への改正，資格・免許等の回復規定の明確化などが図られた．

5）試験の目的

第10条　試験は，臨床工学技士として必要な知識及び技能について行う．

臨床工学技士国家試験は，臨床工学技士として必要な知識および技能について行い（第10条），年1回以上（現状は1回）厚生労働大臣により行われる．国家試験科目は9科目であるが，内容的には19科目におよぶ．なお，臨床工学技士国家試験は，医療関係職種においてはじめて指定試験機関（医療機器センター）により行われた．

6）業務

第37条　臨床工学技士は，保健師助産師看護師法（昭和23年法律第203号）第31条第1項及び第32条の規定にかかわらず，診療の補助として

生命維持管理装置の操作及び生命維持管理装置を用いた治療において当該治療に関連する医療用の装置（生命維持管理装置を除く.）の操作（当該医療用の装置の先端部の身体への接続又は身体からの除去を含む.）として厚生労働省令で定めるもの（医師の具体的な指示を受けて行うものに限る.）を行うことを業とすることができる.

2 前項の規定は，第8条第1項の規定により臨床工学技士の名称の使用の停止を命ぜられている者については，適用しない.

keyword

業務独占

資格がなければその業務が行えず，資格がない状態でその業務を行うと刑罰の対象となる．人の命にかかわる医療の場合，医療行為は基本的に禁止行為であり，専門的な教育，訓練を受けて，その禁止行為を行うことを許されるのが免許である．このように，禁止行為が可能となる免許が必要な資格のことを「業務独占」という.

keyword

名称独占

資格がなくてもその業務を行うことができる．しかしながら，資格がなければその名称を名乗ることができない.

臨床工学技士業務には，「生命維持管理装置の操作」がうたわれている（下線部は令和3（2021）年法改正での追加部分）．この業務は「診療の補助」行為である．診療の補助行為（医師（歯科医師）の指示の下）は，看護師以外の者は行うことができない独占業務であったが，臨床工学技士法により，生命維持管理装置の操作に関する部分のみが臨床工学技士に開放された．一方，「生命維持管理装置の保守点検」は第37条ではなく第2条第2項に掲げられており，生命維持管理装置の保守点検には医師の指示は不要となっている（生命維持管理装置の保守点検業務は医療法の規定を受ける）.

7）特定行為の制限

第38条 臨床工学技士は，医師の具体的な指示を受けなければ，厚生労働省令で定める生命維持管理装置の操作を行つてはならない.

生命維持管理装置の操作のなかで，とくに危険度が高いものとして，厚生労働省令で定める3つの場合（①身体への血液，気体または薬剤の注入，②身体からの血液または気体の抜き取り（採血を含む），③身体への電気的刺激の負荷）は指示のレベルが厳格となり，「具体的な」医師の指示を受けなければならないと規定されている．医師の具体的指示を受けないで生命維持管理装置の操作を行った者は，6カ月以下の懲役もしくは30万円以下の罰金となる（第46条）.

医行為，診療の補助

医行為とは，「医師の医学的判断および技術をもってするものでなければ人体に危害を及ぼし，または危害を及ぼすおそれのある行為」とされており，医師の行為はすべて「医行為」=「医業」と解釈されている．医師法第17条には「医師でなければ医行為をすることができない」とされているが，医行為についての具体的事例は医師法，医師法施行令，医師法施行規則などに明確にはされておらず，それぞれの事例で判断されてきた.

診療の補助とは，看護師他の医療職種において「医師の指示の下に〜」という枕詞に引き続き規定されている行為であるが，看護師は「診療の補助」すべてを行うことができ，時代と専門性分化とともに，各医療職種へ診療の補助に該当する行為が割り振られてきた.

8) チーム医療（他の医療関係者との連携）

第39条 臨床工学技士は，その業務を行うに当たつては，医師その他の医療関係者との緊密な連携を図り，適正な医療の確保に努めなければならない．

臨床工学技士は，少なくとも生命維持管理装置のメカニズムについて高度の工学的知識を有するプロフェッショナルであるので，日ごろから医師，看護師とのパートナーシップをはかることが求められている．なお，このチーム医療の概念は，医療関係職種の法制定にあたりはじめて導入された．

9) 守秘義務（秘密を守る義務）

第40条 臨床工学技士は，正当な理由がなく，その業務上知り得た人の秘密を漏らしてはならない．臨床工学技士でなくなつた後においても，同様とする．

職務の特性上秘密の保持が必要とされる職業の者が，正当な理由なく職務上知りえた秘密を漏らしてはならない義務があると規定されている．さらに，正当な理由がなく，その業務上知りえた人の秘密を漏らした者に対して罰則が規定されている（第47条）．

keyword

守秘義務における正当な理由

“正当な理由”とは，①本人が情報開示を承諾している場合，②第三者に告知することが患者本人の利益になる場合，③チーム医療に必要な範囲での情報共有，④司法審査のため，裁判所などが許可を行った場合，などである．

10) 名称独占（名称の使用制限）

第41条 臨床工学技士でない者は，臨床工学技士又はこれに紛らわしい名称を使用してはならない．

資格は，国家試験による厚生労働大臣免許であり，「臨床工学技士」およびそれに紛らわしい名称，たとえば臨床工学士や医療工学技士などの名称は，使用してはならない（参考：第4章　医師法，p.35）．

臨床工学技士の名称の使用の停止を命ぜられた者で，当該停止を命ぜられた期間中に臨床工学技士の名称を使用した者と，臨床工学技士またはこれに紛らわしい名称を使用した者は，30万円以下の罰金となる（第48条第2号）．

11) 臨床工学技士法の改定

令和3（2021）年5月21日，「良質かつ適切な医療を効率的に提供する体制の確保を推進するための医療法等の一部を改正する法律（令和3年法律第49号）」が公布された[2)]．この法律には，医師の働き方改革に関するさまざまな事項が含まれている．臨床工学技士においても，臨床工学技士法（昭和62（1987）年法律第60号）を改正し，業務範囲を追加し，医師のタスク・シフト／シェアに貢献することが求められ，令和

3（2021）年7月9日，改正臨床工学技士法に関する政省令等が公布され[3~5]，臨床工学技士の業務範囲には新たな臨床支援業務が追加された（後述，p.16）．

また，これに伴い，「臨床工学技士基本業務指針2010」（後述，p.18）についても，今後新しい業務指針へと改定予定である．

2　臨床工学技士法施行令

（昭和63年2月23日政令第21号．最終改正：令和3年10月1日政令第203号）

臨床工学技士法施行令については付録（p.143～144）を参照．

臨床工学技士法第2条第2項，第12条第2項，第16条第1項および附則第3条第1号の規定に基づいて，臨床工学技士法施行令が制定されている．

臨床工学技士法第2条第2項の政令で定める生命維持管理装置の先端部の身体への接続または身体からの除去について，本政令第1条では下記のように定められている（下線部は令和3（2021）年法改正での追加部分）．

（生命維持管理装置の身体への接続等）[3)]

第1条　臨床工学技士法（以下「法」という．）第2条第2項の政令で定める生命維持管理装置の先端部の身体への接続又は身体からの除去は，次のとおりとする．

1　人工呼吸装置のマウスピース，鼻カニューレその他の先端部の身体への接続又は身体からの除去（気管への接続又は気管からの除去にあっては，あらかじめ接続用に形成された気管の部分への接続又は当該部分からの除去に限る．）

2　血液浄化装置の穿刺針その他の先端部のシャント，表在化された動脈若しくは表在静脈への接続又はシャント，表在化された動脈若しくは表在静脈からの除去

3　生命維持管理装置の導出電極の皮膚への接続又は皮膚からの除去

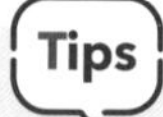

厚生労働省医政局長通知（医政発0430第1号）「医療スタッフの協働・連携によるチーム医療の推進について」

厚生労働省医政局は，平成22（2010）年4月30日付けで「医療スタッフの協働・連携によるチーム医療の推進について」各都道府県知事宛に通知した．

本通知では，各医療機関に対して，多種多様な医療スタッフが各々高い専門性を前提とし，目的と情報を共有し，業務を分担するとともに互いに連携・補完し合い，患者の状況に的確に対応した医療を提供する「チーム医療」を推進していくことを求めている（第8章通知，p.122参照）．

生命維持管理装置の先端部の身体への接続または身体からの除去についての解釈は，以下のとおりである．

①人工呼吸装置においては，「マウスピース，鼻カニューレ，マスクなどの先端部の身体への接続および除去」が該当する．気管挿管や気管切開は認められていない．

②血液浄化装置においては，「バスキュラーアクセス（法文上では，シャント）への穿刺および除去」に加え，「表在化動脈（静脈）への接続，又は除去」も業として認められた．

③ICU，CCUで，あるいは血液浄化療法や手術室での開心術の際に，心臓や脳の機能を監視する目的で用いられる各種の生命維持管理装置のモニタ部分を操作することが許されている．一方，診察室や生理検査室などで行う診断目的の心電図測定や脳波の測定などは臨床検査技師の業務範疇であり，臨床工学技士は行ってはならない．

3 臨床工学技士法施行規則

（昭和63年3月28日厚生省令第19号．最終改正：令和4年7月28日厚生労働省令第107号）

臨床工学技士法施行規則については付録（p.144〜150）を参照．

（法第4条第3号の厚生労働省令で定める者）

第1条　臨床工学技士法（昭和62年法律第60号．以下「法」という．）第4条第3号の厚生労働省令で定める者は，視覚，聴覚，音声機能若しくは言語機能又は精神の機能の障害により臨床工学技士の業務を適正に行うに当たつて必要な認知，判断及び意思疎通を適切に行うことができない者とする．

（障害を補う手段等の考慮）

第1条の2　厚生労働大臣は，臨床工学技士の免許（第12条第2項第3号を除き，以下「免許」という．）の申請を行つた者が前条に規定する者に該当すると認める場合において，当該者に免許を与えるかどうかを決定するときは，当該者が現に利用している障害を補う手段又は当該者が現に受けている治療等により障害が補われ，又は障害の程度が軽減している状況を考慮しなければならない．

施行規則第1条では，具体的にどのような身体または精神の機能にか

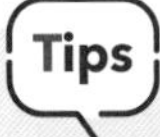

施行令と施行規則

法律は国で制定されるが，その法律を機能させるため，あるいは法律で規定しきれなかった細かい事項を明らかにするために，内閣が出す政令を施行令という．同様に，各省庁の大臣が出す省令を施行規則という．

かわる障害であれば欠格条項の対象となりうるのかを明確化している．また，第1条の2では，実際に免許を与えるかどうかについては，その障害の程度が軽減（治療等により快方）されている状況を考慮して決めるように補足している．

（法第37条第1項の厚生労働省令で定める医療用の装置の操作）

第31条の2　法第37条第1項の厚生労働省令で定める医療用の装置の操作は，次のとおりとする．

1　手術室又は集中治療室で生命維持管理装置を用いて行う治療における静脈路への輸液ポンプ又はシリンジポンプの接続，薬剤を投与するための当該輸液ポンプ又は当該シリンジポンプの操作並びに当該薬剤の投与が終了した後の抜針及び止血

2　生命維持管理装置を用いて行う心臓又は血管に係るカテーテル治療における身体に電気的刺激を負荷するための装置の操作

3　手術室で生命維持管理装置を用いて行う鏡視下手術における体内に挿入されている内視鏡用ビデオカメラの保持及び手術野に対する視野を確保するための当該内視鏡用ビデオカメラの操作

（法第38条の厚生労働省令で定める生命維持管理装置の操作）

第32条　法第38条の厚生労働省令で定める生命維持管理装置の操作は，次のとおりとする．

1　身体への血液，気体又は薬剤の注入

2　身体からの血液又は気体の抜き取り（採血を含む．）

3　身体への電気的刺激の負荷

令和3（2021）年の法改正により，医師のタスク・シフト／シェアを受け，新たに第31条の2として「法第37条第1項の厚生労働省令で定める医療用の装置の操作」が加わった[4)]．その解釈は，以下のとおりである．

①手術室または集中治療室で生命維持管理装置（人工呼吸器，補助循環装置など）を用いて治療を行う際，輸液ポンプまたはシリンジポンプ（以下，当該ポンプ類）を用いて薬剤を投与するための静脈路への接続（確保する行為や穿刺）や，当該ポンプ類の操作，ならびに薬剤投与終了後の抜針および止血する行為が可能となった．

②心血管カテーテル治療，いわゆるインターベンションにおけるカテーテルアブレーション治療（頻脈性不整脈の治療）のなかで，カテーテルの位置情報と得られる心臓内電位を同定した異常部位を，電極のついたカテーテルによって高周波電流を用いて焼灼するための装置（電気的刺激を負荷するための装置）の操作が可能となった．

③鏡視下手術（硬性鏡（光学支管）を用いた内視鏡操作による手術）にて，体内に挿入されている内視鏡用ビデオカメラを保持したり，手術野に対する視野を確保するための内視鏡用ビデオカメラの操作（いわゆるスコープオペレータ）が可能となった．

これら追加された業務については，令和3（2021）年10月1日の法律施行と同時に臨床工学技士の業務に含まれたが，臨床工学技士免許の一部として新たに追加された業務であるため，すでに臨床工学技士免許を取得した者（既存の免許＝法改正前に取得した免許）は，追加された業務について，新カリキュラム等での学習および国家試験を行ってないため，代替として厚生労働大臣が指定する研修（告示研修）の受講が必須となった[6,7]．告示研修の修了証の発行をもって，新たな業務を臨床現場で実施することが可能となっている．

また，臨床工学技士法第38条の厚生労働省令で定める生命維持管理装置の操作（3項目）では，これらを業として行う場合には「医師の具体的指示」を受ける必要があり，違反した場合は臨床工学技士法第46条により罰せられる．その対象となる業務を以下に例示する．

⑴ 医師の具体的指示の下で行う業務

・人工呼吸装置のマウスピース，鼻カニューレその他先端部の身体への接続または身体からの除去
・血液浄化装置の穿刺針その他の先端部のシャントへの接続またはシャントからの除去
・生命維持管理装置を介しての血液，気体または薬剤の注入，抜き取り
・生命維持管理装置を介しての身体への電気的刺激の負荷（ペースメーカ業務）
・生命維持管理装置の導出電極の皮膚への接続または皮膚からの除去

⑵ 医師からの具体的指示をとくには必要としない業務

・生命維持管理装置の保守点検

⑶ 禁止されている業務

・人工呼吸業務における気管内挿管

医師の働き方改革を進めるためのタスク・シフト／シェア

タスク・シフト／シェアとは，医師の業務のなかから他職種でも対応できる業務を切り分け，医療従事者の合意形成のもとで業務の移管や共同化を行うことを指す．厚生労働省による「医師の働き方改革に関する検討会」報告書（令和元（2019）年10月23日，https://www.mhlw.go.jp/content/10800000/000558384.pdf）では，「医療従事者の合意形成のもとで，患者に対するきめ細かなケアによる医療の質の向上，医療従事者の長時間労働の削減等の効果が見込まれる．具体的な役割分担・連携の在り方，導入方法，医療機関側・看護師側双方に対する支援策等の個別論点を整理した上で，その円滑な実施が強く期待される」と公示されている．この報告書では，2024年4月から適用される医師の時間外労働規制に向けて，医師の労働時間短縮のための方法について，「現行制度下でのタスク・シフティングを最大限推進し，多くの医療専門職種それぞれが自らの能力を活かし，より能動的に対応できる仕組みを整える」と記されている．その後，医師の働き方改革を進めるためのタスク・シフティングに関するヒアリングが2019年6月17日から行われ（全3回，2019年7月26日まで），臨床工学技士等に関する法令の改正に至った．

・血管へ直接穿刺する採血や輸血（施行規則第31条の2の記載以外の業務）
・診察などの検査を目的とした補助行為（検査としての心電計操作など）

4 臨床工学技士基本業務指針2010

https://ja-ces.or.jp/wordpress/01jacet/shiryou/pdf/kihongyoumushishin2010n.pdf を参照.

1）臨床工学技士業務指針の目的

「臨床工学技士業務指針」は，昭和63（1988）年9月13日に，厚生省健康政策局医事課長より通知された．その目的は，それまで透析技術者，体外循環技術者として業をしていた技術者が，生命維持管理装置に関する業を医師や看護師と協力して行うにあたり，その共通基盤としての知識や技術を身につけることが必要となったことにある．臨床工学業務は臨床工学技士という国家資格を土台とし，それぞれ呼吸治療業務，人工心肺業務，血液浄化業務，高気圧酸素治療業務，保守点検関連業務などが存在する形態をとり，本指針はそれぞれが相互に関連する分野を明確にし，円滑な業務の遂行を目的とした.

2）臨床工学技士業務指針の改訂

「臨床工学技士業務指針」には，“当指針は医療の発展や変容等に応じて，必要があれば適宜見直されるべきであり，臨床工学技士の業務を定型化することを意図するものではない”と明記されている．臨床工学技士法が施行され20年以上が経過し，医療技術の進歩による医療機器の多様化・高度化がいっそう進んだことにより，臨床工学技士の専門性を活かした業務が円滑に実施できるよう，業務指針の見直しが望まれていた.

おりしも平成22（2010）年3月19日に，厚生労働省の「チーム医療の推進に関する検討会」の報告書がとりまとめられ，臨床工学技士制度が十分に成熟し，臨床工学技士法施行当初の目的を達成したことから，同指針を廃止し，今後に関しては，職能団体や関係学会の自主的な取り組みによって，医療技術の高度化等に対応しながら適切な業務の実施が確保されるべきであるとの方向性が示された．これを受けて，日本臨床工学技士会，臨床工学技士業務に関連する学会，日本臨床工学技士教育施設協議会などの有識者から構成された臨床工学合同委員会が発足し，「臨床工学技士基本業務指針2010」が策定された．これにより新たに業務が加わることになったが，その実施にあたっては養成機関や医療機関等において必要な教育・研修等を受けた臨床工学技士が実施するとともに，医師の指示の下，他の医療関連職種との適切な連携を図るなど，臨床工学技士が当該行為を安全に実施できるように留意しなければならない．なお，本指針も，医療の発展や変容に応じて，必要があれば適宜見直されるべきものである．

3) 改訂までの時間

本指針の改訂には20余年を要した．新しい医療職種として誕生した臨床工学技士には，医療職種としてははじめて「チーム医療の原則」が法律にうたわれたように，他職種，とくに看護師との円滑な連携が重要と考えられていた．すなわち，生命維持管理装置の操作が診療の補助行為であり，医師以外では看護師の独占業務であったものを，この部分のみ臨床工学技士に開放したことにより，相互に尊重し，信頼しあえるパートナーシップが求められたためである．看護師業務とオーバーラップする領域における臨床工学技士の役割や技量を検証するには，ある程度の時間を必要とした．その熟成を待つ間に，平成18（2006）年度の診療報酬改定では「7：1看護」が導入され，平成19（2007）年度の医療法改正では「医療機器安全管理責任者」の配置が取り入れられ，平成20（2008）年度には「医療機関等における医療機器の立会いに関する基準」によるメーカからの業務支援の制限が設けられ，また，平成20（2008）年度の診療報酬には「医療機器安全管理料」が加算されるなど，臨床工学技士の活躍の場が広がったことで多角的な検討が必要になったことによる．

4) 臨床工学技士基本業務指針2010の大きな変更点

臨床工学技士の業として，人工呼吸装置の使用時の吸引による喀痰等の除去が含まれた．臨床工学技士は血液浄化業務や人工心肺業務をおもな活躍の場としている割合が多く，これらの業務と比べると，呼吸治療業務へ積極的に参加する人員を確保できているとはいいがたかったといえる．しかし，医療事故のなかでも人工呼吸装置関連の事故事例が多いこと，さらには死亡事故につながる事例が多いことから，臨床工学技士が医療チームの一員として呼吸治療業務へ加わることで，事故防止に貢献することが期待された結果の変更である．

また，動脈留置カテーテルからの採血も可能になった．これもまた，臨床工学技士がより臨床業務に携わる機会が増加することであり，ベッドサイドにおける事故防止に努力し，患者やスタッフの安全管理に活躍の場を拡げることが望まれている．以下に，臨床工学技士基本業務指針2010における変更点を列記する．

⑴ 臨床工学技士業務に関連した変更・追加項目

- 院内感染対策を含めた，医療機器安全管理委員会への積極的な参加
- 在宅医療に用いられる生命維持管理装置の安全確保
- 生命維持管理装置に関する，他の医療従事者への教育・訓練

・「医薬品・医療機器等安全性情報報告制度」および「医薬品・医療機器等安全性情報」の活用
・「医療機関等における医療機器の立会いに関する基準」の遵守

⑵ 個別業務に関連した変更・追加項目

・「手術室・ICUでの業務」をそれぞれ「手術室領域（周術期を含む）での業務」「集中治療領域での業務」に分けた.
・「その他の治療機器業務」に植込み型除細動器（両室ペーシング機能付き植込み型除細動器：CRT-Dを含む）が追加された.
・「その他の治療機器業務」からIABPが削除され，IABPは「集中治療領域での業務」の対象機器となった.

⑶ 呼吸治療業務に関連した変更・追加項目

・人工呼吸装置の使用時の吸引による喀痰等の除去
・動脈留置カテーテルからの採血
・在宅呼吸療法における安全確保

⑷ 人工心肺業務に関連した変更・追加項目

・留置カテーテルからの採血
・人工心肺業務の対象となる装置：人工心肺装置，冠灌流装置，拍動流生成装置，血液冷却装置等
・循環補助装置業務は人工心肺業務に準ずる

⑸ 血液浄化業務に関連した変更・追加項目

・留置カテーテルからの採血
・持続血液浄化業務
・在宅医療における安全確保
・内シャントはバスキュラーアクセスと読み替える

⑹ 手術領域（周術期を含む）での業務に関連した変更・追加項目

・留置カテーテルからの採血
・麻酔器及び各種監視装置による監視と患者状態の把握
・手術領域の対象となる生命維持管理装置：麻酔器及び麻酔の際に使用する人工呼吸器，人工心肺装置，補助循環装置，除細動器，各種監視装置等
・手術関連機器：電気メス，レーザ・高エネルギー超音波装置，内視鏡手術機器，手術ナビゲーション装置等

⑺ 集中治療領域での業務に関連した変更・追加項目

・留置カテーテルからの採血
・集中治療領域で対象となる機器：人工呼吸器，酸素療法機器，NOガス治療機器，血液浄化装置，補助循環装置（IABP，ECMO，PCPS，VAS等），保育器，除細動器，各種監視装置等
・NICU，CCU，HCU，SCU，PICU，救命救急室での業務は集中治療領域での業務に準ずる
・新たに，心・血管カテーテル業務が加えられた.

(8) 高気圧酸素治療業務に関連した変更・追加項目

・留置カテーテルからの採血

・患者着衣ならびに持ち物検査

(9) その他の治療関連業務に関連した変更・追加項目

・体外式除細動器等緊急時への対応

(10) ペースメーカ業務に関連した変更・追加項目

・体外式ペースメーカから体内式ペースメーカ中心の業務へ移行

・新たに，植込み型除細動器（両室ペーシング機能付き植込み除細動器：CRT-Dを含む）業務が加えられた．

(11) 保守点検関連業務に関連した変更・追加項目

・安全点検試験：漏れ電流測定，接地線抵抗測定，エネルギー漏れ測定，アラーム作動性点検

・性能点検試験：それぞれの機器の基本性能の点検と調整

・医療機器管理業務

・医療ガス設備の安全管理

・「医薬品・医療機器等安全性情報報告制度」及び「医薬品・医療機器等安全性情報」の活用

・「医療機関等における医療機器の立会いに関する基準」の遵守

参考文献

1) 川崎忠行：臨床工学技士誕生20周年を振り返って．臨床透析，24(5)：2008.

2) 良質かつ適切な医療を効率的に提供する体制の確保を推進するための医療法等の一部を改正する法律（第11条 臨床工学技士法の一部改正），令和3年法律第49号，2021年7月9日.

3) 臨床工学技士法施行令の一部を改正する政令，令和3年政令第203号，2021年7月9日.

4) 診療放射線技師法施行規則等の一部を改正する省令（第3条　臨床工学技士法施行規則の一部改正），令和3年厚生労働省令第119号，2021年7月9日.

5) 臨床検査技師等に関する法律施行令の一部を改正する政令等の公布について，医政発0709第11号厚生労働省医政局長，令和3年7月9日.

6) 良質かつ適切な医療を効率的に提供する体制の確保を推進するための医療法等の一部を改正する法律附則第十五条第一項の規定に基づき厚生労働大臣が指定する研修，厚生労働省告示第275号，令和3年7月9日.

7) 臨床工学技士法施行令の一部を改正する政令附則第2項の規定に基づき厚生労働大臣が指定する研修，厚生労働省告示第277号，令和3年7月9日.

8) 生駒俊和，出渕靖志，中島章夫編：臨床工学講座 関係法規（増補）．医歯薬出版，2022.

第3章 医療法

1 医療法

医療法は，医療サービスを提供する体制（『場＝医療施設』と『人（組織）＝医療行政』）に関して規定した基本法で，昭和23（1948）年に法律第205号として制定された．現在，法全体で9章94条と附則（最終改正：令和5（2023）年8月1日法律第31号），医療法施行令，医療法施行規則から成り立っている．

医療法は，国民の健康の保持・向上に寄与することを目的とし，大別すると4つの事項について定めている（後述の目的）．戦前の医療法は，国民医療法として医師等医療関係者に関する法律が含まれていたが，昭和23（1948）年に医師法を分離し，医療施設に関する独立した法律として，全4章41条として制定された．以後，第1次（昭和60（1985）年）から第9次（令和3（2021）年）までの8回の大きな改正を経て，現在の内容となった（令和4（2022）年末，図3-1）．

本項では，医療法の目的，理念，定義（医療施設種別）や，高度医療を提供する施設として定められた病院について概説するとともに，日本の医療提供体制を大きく変えることとなった第5次医療法改正の趣旨と骨子を主として解説する．なお，医療法施行令，医療法施行規則と関連する条項については，次節（2. 医療法施行令，医療法施行規則）にて概説する．

keyword

医療提供施設と医療機能

第1条2項2号として，医療は，国民自らの健康の保持増進のための努力を基礎として，医療を受ける者の意向を十分に尊重し，病院，診療所，介護老人保健施設，調剤を実施する薬局その他の医療を提供する施設を「医療提供施設」として定めるとともに，医療を受ける者の居宅等において，医療機能（医療提供施設の機能）に応じ効率的に，かつ，福祉サービスその他の関連するサービスとの有機的な連携を図りつつ提供されなければならないと定めている．

1) 医療法の目的と理念（第1条）

（目的）

第1条 この法律は，医療を受ける者による医療に関する適切な選択を支援するために必要な事項[1]，医療の安全を確保するために必要な事項[2]，病院，診療所及び助産所の開設及び管理に関し必要な事項[3] 並びにこれらの施設の整備並びに医療提供施設相互間の機能の分担及び業務の連携を推進するために必要な事項[4] を定めること等により，医療を受ける者の利益の保護及び良質かつ適切な医療を効率的に提供する体制の確保を図り，もつて国民の健康の保持に寄与することを目的とする．

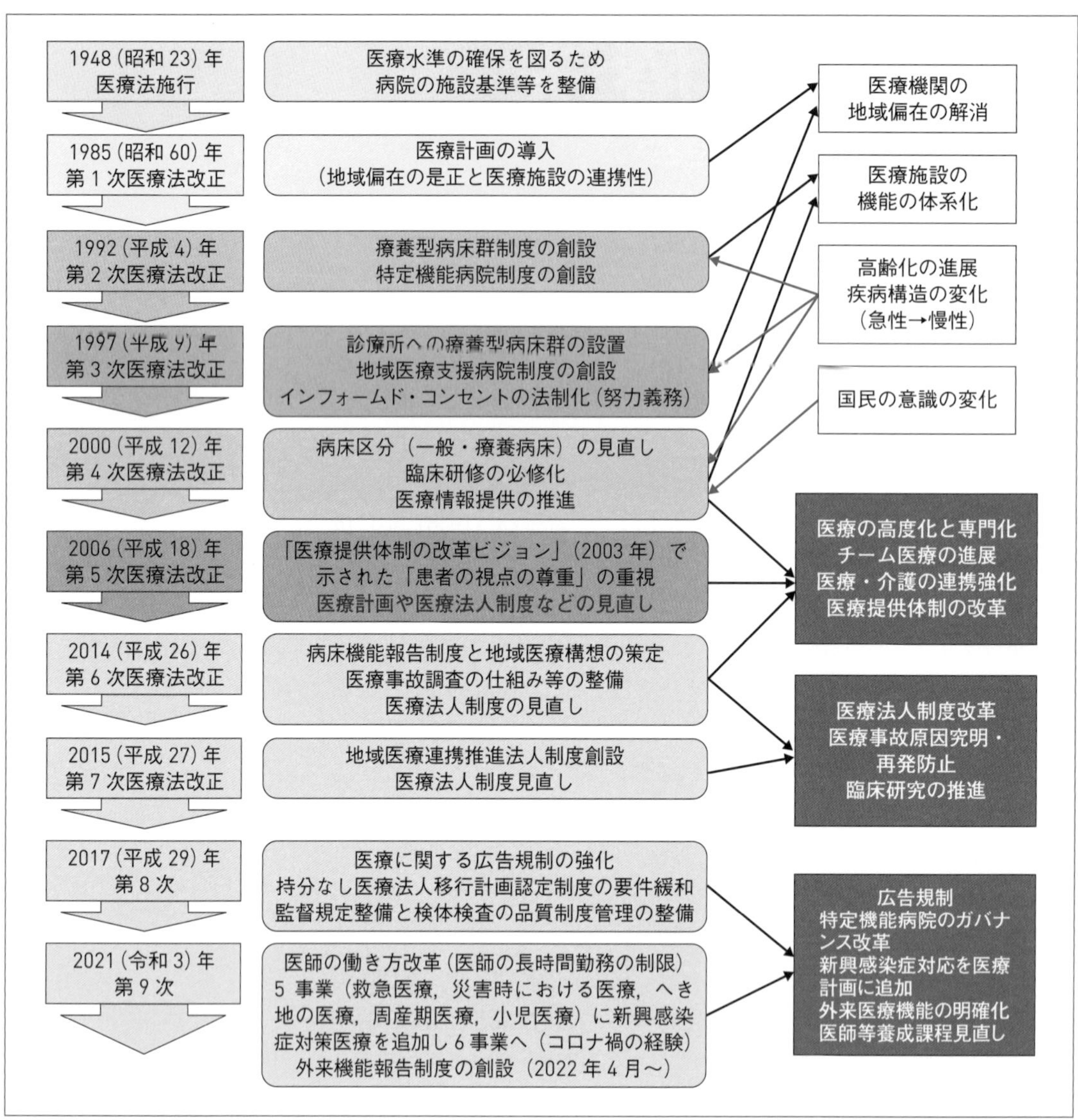

図3-1　医療法改正の推移

（医療提供の理念）

第1条の2　医療は，生命の尊重と個人の尊厳の保持を旨とし，医師，歯科医師，薬剤師，看護師その他の医療の担い手と医療を受ける者との信頼関係に基づき，及び医療を受ける者の心身の状況に応じて行われるとともに，その内容は，単に治療のみならず，疾病の予防のための措置及びリハビリテーションを含む良質かつ適切なものでなければならない．

医療法は，4つの事項（第1条の1)～4)）を定めるとされており，その目的と理念は，従来の医療側が一方的に与える医療から，「医療の担い手（医療機関・医療従事者）」と「受け手（国民＝患者・家族）」との信頼関係に基づき，医療の提供が「良質かつ適切」なものでなければならないとしている．これらの内容は平成18（2006）年の改正（法律第84号，第5次）により追加されたもので，ようやく「医療の担い手」という概念を設け，あらためて医師等医療従事者の責務を明確にしたことになる．この「医療の担い手」には臨床工学技士も含まれるのは自明であることから，臨床工学技士も医療法に定められた責務を果たさなければならない．また，制定当初の医療法では医療提供の理念が明確にされていなかったが，平成4（1992）年の改正により新たに第1条の2として加えられた．これら医療法の理念は，「個人の尊重，生命・自由・幸福追求の権利の尊重」（憲法第13条）がもととなり，かつ生存権として示されている「健康で文化的な最低限度の生活を営む権利」（憲法第25条）について，具体的に医療を通して国が実現していくことを明らかにしているといえる．

2）国及び地方公共団体・医師等の責務（第1条の3，4）

（国及び地方公共団体の責務）

第1条の3　国及び地方公共団体は，前条に規定する理念に基づき，国民に対し良質かつ適切な医療を効率的に提供する体制が確保されるよう努めなければならない．

（医師等の責務）

第1条の4　医師，歯科医師，薬剤師，看護師その他の医療の担い手は，第1条の2に規定する理念に基づき，医療を受ける者に対し，良質かつ適切な医療を行うよう努めなければならない．

2　医師，歯科医師，薬剤師，看護師その他の医療の担い手は，医療を提供するに当たり，適切な説明を行い，医療を受ける者の理解を得るよう努めなければならない．

医療法の1番目の目的である医療サービスを提供する人（組織）について，医療提供の理念（第1条の2）に基づき，国や地方公共団体の責務，医師等医療従事者の責務として，医療を受ける者＝受け手（国民）の立場にたち，「良質かつ適切な医療を効率的に提供する体制を確保しなければならない」という内容に改正された（平成4（1992）年）．医師や歯科医師，薬剤師，看護師，臨床工学技士などについても，この理念に基づき，受け手（国民）の立場にたち，良質かつ適切な医療を行うよう努めなければならないとしている．一方，世界的にみて，現代医療でもっとも重要な理念であるインフォームド・コンセントという言葉は本医療法では用いられていない．インフォームド・コンセントの基本理念については，世界医師会がリスボン宣言（1981年）で採択しており，スウェーデンやイギリスにおいても法律が制定されていることを鑑み，今後わが国でも医療法のなかで明確に制定されることが望ましい．

keyword

インフォームド・コンセント

医師・医療従事者による十分な説明が患者・家族に行われ，患者・家族の納得・了承を得て治療を進めるという基本的な思想．説明と同意．

3）医療施設の定義（第1条の5，第2条）（医療提供機関の種類とその目的）

（定義）

第1条の5　この法律において，「病院」とは，医師又は歯科医師が，公衆又は特定多数人のため医業又は歯科医業を行う場所であつて，20人以上の患者を入院させるための施設を有するものをいう．病院は，傷病者が，科学的でかつ適正な診療を受けることができる便宜を与えることを主たる目的として組織され，かつ，運営されるものでなければならない．

2　この法律において，「診療所」とは，医師又は歯科医師が，公衆又は特定多数人のため医業又は歯科医業を行う場所であって，患者を入院させるための施設を有しないもの又は19人以下の患者を入院させるための施設を有するものをいう．

第1条の6　この法律において，「介護老人保健施設」とは，介護保険法（平成9年法律第123号）の規定による介護老人保健施設をいう．

第2条　この法律において，「助産所」とは，助産師が公衆又は特定多数人のためその業務（病院又は診療所において行うものを除く．）を行う場所をいう．

2　助産所は，妊婦，産婦又はじよく婦10人以上の入所施設を有してはならない．

医療法の2番目の目的である医療サービスを提供する体制（医療施設）について，病院，診療所，介護老人保健施設，助産所を定めている．ここでのポイントは，病院と診療所における病床数の違い（20床以上か未満か）と，助産所も入所施設として10人以下と規定されていることである．

4）地域医療支援病院・特定機能病院・臨床研究中核病院（第4条）

（地域医療支援病院）

第4条　国，都道府県，市町村，第42条の2第1項に規定する社会医療法人その他厚生労働大臣の定める者の開設する病院であつて，地域における医療の確保のために必要な支援に関する次に掲げる要件に該当するものは，その所在地の都道府県知事の承認を得て地域医療支援病院と称することができる．

1　他の病院又は診療所から紹介された患者に対し医療を提供し，かつ，当該病院の建物の全部若しくは一部，設備，器械又は器具を，当該病院に勤務しない医師，歯科医師，薬剤師，看護師その他の医療従事者の診療，研究又は研修のために利用させるための体制が整備されていること．

2　救急医療を提供する能力を有すること．

3　地域の医療従事者の資質の向上を図るための研修を行わせる能力を有すること.

4　厚生労働省令で定める数以上の患者を入院させるための施設を有すること.

（5，6号　省略）

（特定機能病院）

第4条の2　病院であつて，次に掲げる要件に該当するものは，厚生労働大臣の承認を得て特定機能病院と称することができる.

1　高度の医療を提供する能力を有すること.

2　高度の医療技術の開発及び評価を行う能力を有すること.

3　高度の医療に関する研修を行わせる能力を有すること.

4　その診療科名中に，厚生労働省令の定めるところにより，厚生労働省令で定める診療科名を有すること.

5　厚生労働省令で定める数以上の患者を入院させるための施設を有すること.

（6～8号　省略）

（臨床研究中核病院）

第4条の3　病院であつて，臨床研究の実施の中核的な役割を担うことに関する次に掲げる要件に該当するものは，厚生労働大臣の承認を得て臨床研究中核病院と称することができる.

1　特定臨床研究（厚生労働省令で定める基準に従つて行う臨床研究をいう．以下同じ.）に関する計画を立案し，及び実施する能力を有すること.

2　他の病院又は診療所と共同して特定臨床研究を実施する場合にあつては，特定臨床研究の実施の主導的な役割を果たす能力を有すること.

3　他の病院又は診療所に対し，特定臨床研究の実施に関する相談に応じ，必要な情報の提供，助言その他の援助を行う能力を有すること.

4　特定臨床研究に関する研修を行う能力を有すること.

5　その診療科名中に厚生労働省令で定める診療科名を有すること.

6　厚生労働省令で定める数以上の患者を入院させるための施設を有すること.

（7～10号　省略）

地域医療支援病院（平成9（1997）年12月17日法律第125号），特定機能病院（平成4（1992）年7月1日法律第89号），臨床研究中核病院（平成26（2014）年法律第83号）等は，追加で設けられた特徴的な医療施設である.

地域医療支援病院は，日本の医療施設の機能の体系化を進めていく一環として，診療所などからの紹介患者に対する医療提供，医療機器等の共同利用の実施等を通じて，かかりつけ医，かかりつけ歯科医等を支援する病院である．地域医療支援病院のメリットとして，地域医療支援病院でないものはこれに紛らわしい名称を付けてはいけない，診療報酬加算として1人につき入院初日に1回1,000点加算できる，診断群分類

（DPC）請求を導入している医療機関が地域医療支援病院となった場合，機能評価係数加算として医療機関別係数に0.0294を加算することができる，などがある．

特定機能病院は，多種多様化する病気への治療と，医療科学・医療技術の進歩に伴い，高度医療を必要とする患者に医療を提供する施設であり，10以上の診療科名と，400床以上の病床数を有することが定められている．現在，特定機能病院として厚生労働大臣が承認を与えている施設は，大学病院79施設（防衛医科大学校病院を含む）を含む計88施設（令和4（2022）年12月1日）である．

5）医療の安全の確保（第6条の9～12）

第6条の9　国並びに都道府県，保健所を設置する市及び特別区は，医療の安全に関する情報の提供，研修の実施，意識の啓発その他の医療の安全の確保に関し必要な措置を講ずるよう努めなければならない．

第6条の10　病院，診療所又は助産所の管理者は，厚生労働省令で定めるところにより，医療の安全を確保するための指針の策定，従業者に対する研修の実施その他の当該病院，診療所又は助産所における医療の安全を確保するための措置を講じなければならない．

第6条の11　病院等の管理者は，医療事故が発生した場合には，厚生労働省令で定めるところにより，速やかにその原因を明らかにするために必要な調査（以下この章において「医療事故調査」という．）を行わなければならない．
（2～5号　省略）

第6条の12　病院等の管理者は，前2条に規定するもののほか，厚生労働省令で定めるところにより，医療の安全を確保するための指針の策定，従業者に対する研修の実施その他の当該病院等における医療の安全を確保するための措置を講じなければならない．

第5次医療法改正（後述）の大きな改革として，「医療の安全の確保（第3章）」が追加された．「厚生労働省令で定めるところ（第6条の10）」とは，医療法施行規則第1条の11に記されている．具体的には「良質な医

keyword
高度医療の提供
特定機能病院以外の病院では通常提供することがむずかしい医療であり，①高度先進医療，②特定疾患治療研究事業の対象とされている疾患についての医療を指す．

keyword
10以上の診療科名
内科，外科，精神科，小児科，皮膚科，泌尿器科，産婦人科，産科，婦人科，眼科，耳鼻いんこう科，放射線科，脳神経科，整形外科，歯科，麻酔科．

特定機能病院承認医療機関一覧
https://www.mhlw.go.jp/stf/seisakunitsuite/bunya/0000137801.html

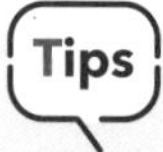

DPC制度

DPC（diagnosis procedure combination；診断群分類）に基づいて評価される入院1日あたりの定額支払い制度．医療費の削減を目的に，これまでの出来高払い制度を見直すべく，アメリカのDRG/PPS制度を参考に，平成15（2003）年に導入された急性期入院医療を対象とした診療報酬の包括評価制度．平成10（1998）年11月から国立病院など10施設で試行実施されて以来，令和4（2022）年4月1日現在，DPC対象病院数は1,764施設，DPC対象病床数は約48万床となっている．

療を提供する体制の確立を図るための医療法等の一部を改正する法律の一部の施行について（平成19（2007）年3月30日医政発第0330010号）」，および医療機器の安全管理については，「医療機器に係る安全管理のための体制確保に係る運用上の留意点について（平成19（2007）年3月30日厚生労働省医政局指導課長：医政指発第0330001号，厚生労働省医政局研究開発振興課長通知：医政研発第0330018号），平成30（2018）年6月12日に改正」において詳細に定められた医療機器安全管理責任者（第8章通知，p.123）とその業務内容が追加されたことは，医療機器が常に正常に作動し，適正に使用されるための安全確保の試金石となったといえる．

6）医療法改正の変遷

医療法改正の変遷のなかで，特徴ある改正部分について概説する．

(1) 医療法改正の変遷とその特徴（第5次医療法改正まで）

＜第2次医療法改正（平成4（1992）年7月1日　法律第89号）＞

この改正では，人口の高齢化や医学技術の進歩に対応し，「患者の心身の状況に応じて，良質かつ適切な医療を効率的に提供する」理念が掲げられた．改正の骨子は，医療提供の理念を具現化するため，医療提供施設をその機能に応じて体系化する整備を行ったものであり，おもな改正内容は次のとおりである．

①医療提供の理念の規定（今後の医療提供の理念の明確化）

②医療施設機能の体系化（高度医療を必要とする国民に医療を提供する特定機能病院，および長期療養を必要とする患者等を入院させる療養型病床群の制度化）

③療養施設に関する適切な情報の提供（広告規制の緩和，一定事項の院内掲示の義務化）

④業務水準の確保（医療機関業務を外部委託する場合の業務水準の確保）

⑤医療法人に関する規定の整備（医療法人の付帯業務である疾病予防施設等の明示）

＜第4次医療法改正（平成12（2000）年12月6日　法律第141号）＞

この改正では，患者の病態に見合った治療・医療を提供するため，第2次医療法の改正で定めた療養型病床群を廃止し，病床の種別を精神病床，感染症病床，結核病床，療養病床，一般病床とした（第7条の2）．これら各々の病床区分に対し，医療法施行規則にて人員配置基準や構造設備基準を設けている．また，広告規制の緩和策として，医療における情報の提供の推進を図るため，医業等に対して広告できる事項として「診療録その他の診療に関する諸記録に関わる情報を提供することができる旨（第6条の5）」や「助産録に係る情報を提供することができる旨（第6条の7）」を追加した．

keyword

療養型病床群

主として長期にわたり療養を必要とする患者を収容する医療施設．都道府県知事が承認する．2000年の改正で廃止された．

医療提供体制の改革のビジョン

http://www.mhlw.go.jp/houdou/2003/04/h0430-3a.html

医療制度改革大綱

http://www.mhlw.go.jp/bunya/shakaihosho/iryouseido01/pdf/taikou.pdf

keyword

医療機器産業ビジョン

医療機器産業政策の研究から使用に至る5つのフェーズのうち，使用において医療機器管理室での医療機器の選定から廃棄までの一貫した管理や保守点検を適正に実施すること，また，マンパワーとしての臨床工学技士の資質の向上と活用の推進が，国の公の文書としてはじめて示された．

http://www.mhlw.go.jp/shingi/2003/03/s0331-5.html

新医療機器・医療技術産業ビジョン

http://www.mhlw.go.jp/houdou/2008/09/h0919-2.html

現在は「医療機器産業ビジョン2013（https://www.mhlw.go.jp/seisakunitsuite/bunya/kenkou_iryou/iryou/shinkou/dl/vision_2013c.pdf）」が最新．

＜第5次医療法改正（平成18（2006）年6月21日　法律第84号）＞

前述の各改正に伴い，国民皆保険や医療へのフリーアクセス，情報提供の開示拡大といったわが国の医療制度の基本的な特徴を維持しつつ，医療提供体制の整備状況の地域格差などの課題にも対応してきたが，「医療の質の向上」と「医療の安全の確保」を目指していく必要性が課題として残されていた．そこで国は，医療提供体制の将来像について国民的な合意を得ていくことが重要であると考え，平成15（2003）年8月に「医療提供体制の改革のビジョン」を取りまとめた．医療法改正の議論については，「患者の視点に立った，患者のための医療提供体制の改革」という基本的な考え方を打ち出し，平成17（2005）年12月8日に「医療提供体制に関する意見」としてまとめられた．また，政府・与党医療改革協議会においても，医療保険制度と医療提供体制の両面から医療制度の構造改革の必要性が問われ，平成17（2005）年12月1日に安心・信頼の医療の確保と予防の重視など3本柱を中心とする「医療制度改革大綱」がまとめられた．一方，医療機器開発の競争力向上や医療機器に係わる安全の確保のため，「医療機器産業ビジョン（平成15(2003）年3月31日）」や「新医療機器・医療技術産業ビジョン（平成20（2008）年9月19日）」が制定されるなど，国の医療制度に対する施策が大きく変化してきたなかで，第5次医療法が「良質な医療を提供する体制の確立を図るための医療法等の一部を改正する法律」として平成19（2007）年4月1日に施行された．

第5次医療法改正では，患者の視点に立った，患者のための医療提供体制の改革を基本的な考え方とし，国民・患者への医療情報提供の推進，医療計画制度の見直しなどを通じた医療機能の分化，連携の推進，医療従事者の質の向上等を通じた医療安全対策の推進などが中心となっている．

法律条文上では，良質かつ適切な医療を効率的に提供する体制の確立を図るため，新たに「医療に関する選択の支援等（第2章）」と，「医療の安全の確保（第3章）」（前述5）を設け，医療が患者（国民）と医療従事者との信頼関係に基づいて提供されることが基本とされ，医療情報提供のニーズの高まりや医療安全に対する国民意識の向上などに表されるような見直しが行われたといえる．

⑵ 第6次医療法改正（平成26（2014）年6月25日施行）

本改正の基本的な考え方は，さまざまな課題に取り組みつつ，医療を取り巻く環境の変化に対応した，より効率的で質の高い医療提供体制を構築することにある．さらなる高齢化の進展により医療・介護サービスの需要は大きく増大することが見込まれ，これに対応するためには，医療サービスをより効果的・効率的に提供していく必要があることから，医療サービス提供体制の現状と課題に焦点をあてた改正となった．

本改正の目的は，急速な少子高齢化の進展，人口・世帯構造や疾病構造の変化，医療技術の高度化，国民の医療に対するニーズの変化などの

表3-1　第6次医療法改正の概要（カッコ内は改正対象となる法令）

病院・病院機能の分化・連携（医療サービスの機能）	1）病床の機能分化・連携の推進（医療法） 2）在宅医療の推進（医療法） 3）特定機能病院の承認の後進性の導入（医療法）
人材確保・チーム医療の推進	4）医師確保対策（医療法） 5）看護職員確保対策（看護師棟確保促進法） 6）医療機関における勤務環境の改善（医療法） 7）チーム医療の推進（保健師助産師看護師法，診療放射線技師法，歯科衛生士法）
医療事故の原因究明・再発防止	8）医療事故に係わる調査の仕組み等の整備（医療法）
臨床研究の推進	9）臨床研究の推進（医療法）
その他	10）外国医師等の臨床修練制度の見直し 11）歯科技工士国家試験の見直し（歯科技工士法） 12）持分なし医療法人への移行の促進（医療法等一部改正法）

医療を取り巻く環境の変化に対応するため，「社会保障・税一体改革」（平成24（2012）年2月17日閣議決定）に基づく病院・病床機能の分化・強化や，在宅医療の充実，チーム医療の推進等により，患者それぞれの状態にふさわしい良質かつ適切な医療を効果的かつ効率的に提供する体制を構築することにある（表3-1）.

keyword

第6次医療法改正の全体像

第29回社会保障審議会医療部会資料，2013年06月20日
http://www.mhlw.go.jp/stf/shingi/2r985200000350oy-att/2r985200000350t8.pdf

⑶ 第7次医療法改正（平成27（2015）年9月28日法律第74号）

本改正は，平成27（2015）年9月28日に「地域医療連携推進法人制度の創設」と「医療法人制度の見直し」の2つを大きな柱として公布された．改正の施行は2段階で行われ，まず，平成28（2016）年9月1日に，医療法人の分割（医療法人が，都道府県知事の認可を受けて実施する分割に関する規定の整備）と，社会医療法人の認定等に関する事項（社会医療法人の認定が取り消された場合，救急医療事業等確保事業に係る業務の継続的な実施に関する事項）の2つの内容が施行された．次いで，平成29（2017）年4月2日に，地域医療推進法人制度の創設（医療機関相互の機能の分担及び業務の連携を推進する為の，地域医療連携推進法人制度の創設）と，医療法人の経営の透明性の確保及びガバナンスの強化（医療法人の非営利性強化のため，理事・監事の役割規定の強化）の内容が施行された.

⑷ 第8次医療法改正（平成29（2017）年6月14日法律第57号）

第8次医療法の改正は，特定機能病院の安全管理体制の強化など5項目について行われたが，今後も安全で適切な医療提供の確保を推進することを目途に整備されると考えられる．この改正では，2014年に起きた医療事故（隠蔽事件）の影響から，特定機能病院のガバナンス改革や，医療機関Webページの広告規制が行われた.

⑸ 第9次医療法改正（令和3（2021）年5月28日法律第49号）

医療提供体制改革を目指す改正医療法，「良質かつ適切な医療を効率的に提供する体制の確保を推進するための医療法等の一部を改正する法律案」として，医師法他，医療職種関連の法律が多数改正された．この

改正では，医師の長時間勤務を規制する「医師の働き方改革」に加えて，新型コロナウイルスの感染拡大を受けて，医療計画に新興感染症への対応を位置づける改正が行われ，さらに医療提供体制改革を目指す「地域医療構想」を進める一環として，統廃合などで病床を削減した医療機関を財政支援する予算措置の恒久化や，外来医療機能の明確化，医師の業務範囲を見直す「タスク・シフト／シェア」など，広範な内容が盛り込まれた．

2　医療法施行令，医療法施行規則

医療法施行令（昭和23年10月27日政令第326号，最終改正：令和5年5月8日政令第75号）
医療法施行規則（昭和23年11月5日厚生省令第50号，最終改正：令和5年8月1日厚生労働省令第100号）

医療法施行令および医療法施行規則については，おもに医療機器や医療ガスの業務委託の事項について概説する．なお，平成18（2006）年の改正（第5次医療法改正）によって定められた医療安全管理の体制確保のための義務づけとして誕生した「医療機器安全管理責任者」については，別項（第8章，p.123）を参照していただきたい．

keyword

法第15条の3第2項

病院，診療所又は助産所の管理者は，病院，診療所又は助産所の業務のうち，医師若しくは歯科医師の診療若しくは助産師の業務又は患者，妊婦，産婦若しくはじよく婦の入院若しくは入所に著しい影響を与えるものとして政令で定めるものを委託しようとするときは，当該病院，診療所又は助産所の業務の種類に応じ，当該業務を適正に行う能力のある者として厚生労働省令で定める基準に適合するものに委託しなければならない．

1）業務の委託について

（医療法施行令）

第4条の7　法第15条の3第2項に規定する政令で定める業務は，次のとおりとする．

（2，3，6，7号　省略）

1　医療機器又は医学的処置若しくは手術の用に供する衣類その他の繊維製品の滅菌又は消毒の業務

4　厚生労働省令で定める医療機器の保守点検の業務

5　医療の用に供するガスの供給設備の保守点検の業務（高圧ガス保安法（昭和26年法律第204号）の規定により高圧ガスを製造又は消費する者が自ら行わなければならないものを除く．）

keyword

業務委託に関する医療法施行規則

第9条の8の2
第9条の12
第9条の13
https://elaws.e-gov.go.jp/document?lawid=323M40000100050

医療の高度化により，医療機器の使用は疾病の診断，治療などに必須の要件になってきた一方で，医療機器を適正に使用するためには，常に医療機器が正確に作動することが条件となってくる．医療機器の保守点検の目的は，医療安全の面から考えると，その性能を維持し，患者や医療関係者の安全性を確保することによって，疾病の診断や治療などが適切に行われることを期待して実施されるものであり，医療の質の向上（患者に対する医療サービスの向上）が期待される．また，医療経済の面から考えると，保守点検が適正に行われた場合には，医療機器の寿命（使用年数の延長）や故障率の低下などのメリットが期待される．

一方で，臨床工学技士法設立の背景とも関係するが，医療機器の保守点検業務は，医療機関において日常点検をはじめ重要な日常業務の一部として実施されてきたが，保守点検業務の量と質の変化（外部の業者に委託するケース）や，臨床工学技士の診療業務（診療補助業務）偏重により，十分な保守点検が行われなかったために起きた医療事故が2000年前後から散見されてきた．本来，医療機器の保守点検は病院や診療所の責任において，自ら行うことが本法で定められている．しかし前述したように，医療機器の進歩や技術的な理由（複雑化する構造，操作方法など），経済的な理由（高価なチェッカ等が購入できない等）により，医療機関自ら行うことがむずかしい場合も考えられる．医師法で定められている医行為の観点から考えると，医療機器の保守点検業務は安全面や経済面で医療に密接した業務ではあるが，医行為そのものではないことから，医療機関の責任において，外部の業者に委託して実施することも可能である．そこで，外部委託の基準の対象とする医療機器については，厚生労働大臣が指定したもの（医薬品医療機器等法施行規則　別表第2）として規定され（平成7（1995）年6月，改正薬事法での医療機器の保守点検に関する事項），平成7（1995）年7月以降，製造業販売業者等は保守点検に関する事項を医療機器の添付文書等に記載すべきとされた．また，病院や診療所の開設者または医師，歯科医師等の医療関係者は，医療機器の適正な使用を確保するため，製造販売業者等が提供する情報を活用し，保守点検を適正に実施するよう努めなければならないことが定められた．

以上のように，第2次医療法改正前までは，医療機器の保守点検業務については，医療法施行規則により，在宅酸素療法の用に供する酸素供給装置についてのみ基準が設けられていたが，保守点検業務の基準と基準の対象となる医療機器の範囲の再検討が行われ，「医療法の一部を改正する法律の一部の施行について（平成5（1993）年2月15日，健政発98，各都道府県知事宛）」において，具体的に5つの項目が示された．その1項目である「業務委託に関する事項」のなかの「医療機器の保守

keyword

外部委託の基準の対象とする医療機器

平成19年の改正薬事法により，保守点検や修理，その他管理に専門的な知識や技能を必要とする医療機器として，特定保守管理医療機器（現，医薬品医療機器等法第2条第8項）が指定された．

添付文書

医薬品医療機器等法第52条，および第63条の2において，医薬品，医療機器については添付文書の作成と添付が義務づけられている．医薬品，医療機器とも，添付文書の情報（検索）については，各製造販売業者が提供する情報に加えて，統括的な情報提供や検索については，「医薬品医療機器総合機構における医療機器添付文書情報の提供等について（平成20（2008）年3月27日　薬食安発第0327001号）」が発令されたことにより，医薬品医療機器総合機構（PMDA）が担っている．

（医療機器情報検索：医療機器の添付文書等を調べる https://www.pmda.go.jp/PmdaSearch/kikiSearch/）．

点検の業務」において，以下の事項が定められたので，参考にしていただきたい．

①業務の範囲

1）保守点検の定義（平成8年3月26日　健康政策局長通知第263号）

保守点検とは，清掃，校正，消耗部品の交換等をいうものであり，解体の上点検し，必要に応じて劣化部品の交換等を行うオーバーホールを含まないものとする．

2）保守点検の実施主体

医療機器の保守点検は，医療機関が自ら適切に実施すべきものであるが，厚生労働省令で定める基準に適合する者と認められるものに委託して行うことも差し支えない．

3）患者の居宅等における業務

患者の居宅等において，保守点検業務を行う場合には，次の業務も含まれるものである．

1　医療機器の取扱方法についての患者，家族等への説明

2　医療機器の故障時等の対応と医療機関への連絡

4）危険または有害な物質を用いて診療を行うための医療機器

「危険または有害な物質を用いて診療を行うための医療機器」とは，具体的な例を挙げれば，次のとおりである．

1　放射性同位元素（コバルト等）を用いる放射性同位元素治療器

2　引火性麻酔ガス（エーテル，シクロプロパン）を使用する人工麻酔器

3　高圧ガス（酸素ガス）を使用する人工呼吸器または酸素供給装置

②医薬品医療機器等法との関係

1）対象とする医療機器の範囲

医薬品医療機器等法に基づき，新たに対象とされた医療機器は，保守点検に関する事項が添付文書またはその容器もしくは被包に記載されているものである．また，これらの医療機器については，病院の開設者または医師等は，医療機器の適正な使用を確保するため，保守点検を適切に実施するよう努めなければならないとされている．

2）修理業の許可を有する者

医薬品医療機器等法に基づき，医療機器の修理に関する許可を取得した者については，医療機器の保守点検の業務を適正に行う能力のある者として取り扱う．

③保守点検を行う人員

3）受託責任者の業務

受託責任者は，他の従事者に対して保守点検に係る品質管理に関する教育訓練を実施するとともに指導，監督する立場にある者である．また，複数の事業所を有する場合には，事業所毎に受託責任者を配置する．

4）修理業における責任技術者

医薬品医療機器等法に定める修理業の責任技術者の資格を有する者は，保守点検の受託責任者としての知識及び経験を有しているものとして取り扱う．

第4章 医事法規

Ⅰ　医療従事者の職種の法律

1　医師法（昭和23.7.30. 法律第201号. 最終改正：令和4.6.17. 法律第68号）

1. 医師法の沿革

医師法は，医師の職務，免許，業務等を規定した法律である．医事衛生制度を定めた法律として，医制が明治7（1874）年に公布された．医師資格に関する制度は医制に始まる．明治12（1879）年に医師試験規則が，明治16（1883）年に医師免許規則，医術開業試験規則が定められた．明治39（1906）年に現在の医師法の元となる法律が制定され，医科大学や医学専門学校の卒業者でないと医師免許は与えられないことになった．

昭和23（1948）年に医師法が公布され，医療を取り巻く環境の変化に合わせて改正が行われ今日に至っている．昭和43（1968）年にインターン制度（卒業後1年以上の診療および公衆衛生に関する実地修練制度）は廃止され，大学医学部を卒業した者はただちに医師国家試験を受験できるようになった．また，医師免許取得後も2年以上の臨床研修を行うように努めるものとするとされた（努力規定）．平成16（2004）年に卒後の臨床研修は必修化された．平成18（2006）年には行政処分を受けた医師に対して再教育研修を実施する制度の創設などが行われてきた．

医師には法律上，診療行為における広範な裁量が認められるため，とくに高い倫理観と品位が求められている．医師法第7条2項には，医師としての品位を損するような行為をした場合は，医師に対する免許の取り消しを含めた行政処分が定められている．

keyword

努力規定

法律で「～するよう努めなければならない」「～するよう努めるものとする」という規定．努力義務規定ともいう．違反しても罰則はない．

keyword

医師としての品位

故意の犯罪や国民の生命・身体に危険性を生じさせるなどの行為は，医師としての信用を失墜させ，品位を損することになる．

1）医師法と医療法

第1条　医師は，医療及び保健指導を掌ることによつて公衆衛生の向上及び増進に寄与し，もつて国民の健康な生活を確保するものとする．

keyword

医療法における インフォームド・コンセント

第1条の4　第2項　医師，歯科医師，薬剤師，看護師その他の医療の担い手は，医療を提供するに当たり，適切な説明を行い，医療を受ける者の理解を得るよう努めなければならない．

医師についての職務，免許，業務等について定めたのが医師法であり，国民の健康保持にかかわる医療や医療を行う場である医療提供施設について定めているのが医療法である．医療法では，インフォームド・コンセントの理念についても規定されている．

2) 医師の免許と欠格事由

第2条　医師になろうとする者は，医師国家試験に合格し，厚生労働大臣の免許を受けなければならない．

第3条　未成年者には，免許を与えない．

第4条　次の各号のいずれかに該当する者には，免許を与えないことがある．

一　心身の障害により医師の業務を適正に行うことができない者として厚生労働省令で定めるもの

二　麻薬，大麻又はあへんの中毒者

三　罰金以上の刑に処せられた者

四　前号に該当する者を除くほか，医事に関し犯罪又は不正の行為のあつた者

医師免許は，医籍（医師免許をもつ者の氏名，本籍など，医師免許に関する事項を登録する厚生労働省の公簿）に登録されてはじめて有効になる．医師免許を取得するためには，医学部の正規の過程（6年間）を修めた後，国家試験に合格する必要がある．

keyword

欠格条項の見直し

障害者等に係る欠格事由の適正化等を図るための医師法等の一部を改正する法律の施行について（平成13年7月13日）（／医政発第754号／医薬発第765号／）

平成13（2001）年に欠格事由の見直しがあり，かつては絶対的欠格事由であった「目が見えない者，耳が聞こえない者又は口がきけない者」には免許を与えないとする規定が改正され，本人の業務遂行能力に応じて資格等を取得することができるものとする規定に改められた．

3) 臨床研修を受ける義務

第16条の2　診療に従事しようとする医師は，2年以上，都道府県知事の指定する病院又は外国の病院で厚生労働大臣の指定するものにおいて，臨床研修を受けなければならない．

keyword

総合診療方式

内科系および外科系の各々1診療科，小児科，救急診療部門を2年間の研修期間中に研修する方法をいう．スーパーローテート方式ともよばれる．

平成16（2004）年から，診療に従事しようとする医師は，医師の免許を受けた後，2年以上，大学病院または厚生労働大臣が指定する病院において臨床研修を受けなければならなくなった．臨床研修必須化の背景には，それまでの研修制度では専門の診療科に偏った研修が行われていたことがあった．そのような状況を改善するため，幅広い診療能力を身につけられる総合診療方式による研修が広く採用されるようになった．

4) 医業の定義

第17条 医師でなければ，医業をなしてはならない．

医師法第17条に「医師でなければ医業を行ってはならない」と規定されている．しかし，医師法に「医業」の明確な定めはない．平成17(2005) 年7月26日の厚生労働省医政局長の通知では，「医業とは，当該行為を行うに当たり，医師の医学的判断及び技術をもってするのでなければ人体に危害を及ぼし，又は危害を及ぼすおそれのある行為(医行為)を，反復継続する意思をもって行うこと」と解されている．

5) 応招義務および診断書交付義務

第18条 医師でなければ，医師又はこれに紛らわしい名称を用いてはならない．

第19条 診療に従事する医師は，診察治療の求があつた場合には，正当な事由がなければ，これを拒んではならない．

2 診察若しくは検案をし，又は出産に立ち会つた医師は，診断書若しくは検案書又は出生証明書若しくは死産証書の交付の求があつた場合には，正当の事由がなければ，これを拒んではならない．

患者の求めがあったとき，医師が診察治療を拒んではいけない義務を応招義務という．応招義務違反について刑事罰はない．「正当な事由」があれば，応招を拒むことができるとされている．診断書は歯科医師も作成できる（歯科医師法第19条　2　診療をなした歯科医師は，診断書の交付の求があつた場合は，正当な事由がなければ，これを拒んではならない.）.

keyword

応招義務を拒む正当な事由

令和元年12月25日の厚生労働省医政局長通知（医政発1225第4）.『応招義務をはじめとした診察治療の求めに対する適切な対応の在り方等について』に，応招を拒む正当な事由についての考え方が示されている．

6) 無診察治療等の禁止および異状死体の届け出義務

第20条 医師は，自ら診察しないで治療をし，若しくは診断書若しくは処方せんを交付し，自ら出産に立ち会わないで出生証明書若しくは死産証書を交付し，又は自ら検案をしないで検案書を交付してはならない．但し，診療中の患者が受診後24時間以内に死亡した場合に交付する死亡診断書については，この限りでない．

第21条 医師は，死体又は妊娠4月以上の死産児を検案して異状があると認めたときは，24時間以内に所轄警察署に届け出なければならない．

医師には異状死体の届け出義務がある．これを怠ると罰則が科せられる（医師法第33条の3）.

keyword

異状死体の定義

日本法医学会は，平成6年5月に「異状死ガイドライン」を作成し，異状死体を「確実に診断された内因性疾患で死亡したことが明らかである死体以外の全ての死体」と定義した．

keyword

7つの責務

医師には医業の業務独占を認める代わりに，7つの重い義務を課している．

1. 応招義務（第19条）
2. 無診察治療等の禁止（第20条）
3. 異状死体等の届出義務（第21条）
4. 処方箋の交付義務（第22条）
5. 保健指導を行う義務（第23条）
6. 診療録の記載及び保管（第24条）
7. 守秘義務（刑法134条）

keyword

暗示的効果

薬としての治療効果をもたないはずの物質（プラセボ：偽薬）を患者が本物の薬だと認識して服用した際の症状改善効果や副作用のことをさす．

7）処方せんの交付義務

第22条　医師は，患者に対し治療上薬剤を調剤して投与する必要があると認めた場合には，患者又は現にその看護に当たつている者に対して処方箋を交付しなければならない．ただし，患者又は現にその看護に当たつている者が処方箋の交付を必要としない旨を申し出た場合及び次の各号のいずれかに該当する場合においては，この限りでない．

処方せんの交付義務に違反した場合には，罰則がある．ただし，処方せんの交付義務における例外措置として，暗示的効果を期待する場合，その疾病の治療を困難にするおそれがある場合，病状の短時間ごとの変化に即応して薬剤を投与する場合など8項目があげられている．

8）療養方法の指導義務

第23条　医師は，診療をしたときは，本人又はその保護者に対し，療養の方法その他保健の向上に必要な事項の指導をしなければならない．

医師法第1条にある「保健指導を掌ること」という内容と関連している．療養方法の指導は診療行為の一環ととらえられている．

9）診療録の記載および保存義務

第24条　医師は，診療をしたときは，遅滞なく診療に関する事項を診療録に記載しなければならない．

2　前項の診療録であつて，病院又は診療所に勤務する医師のした診療に関するものは，その病院又は診療所の管理者において，その他の診療に関するものは，その医師において，5年間これを保存しなければならない．

第24条の2　厚生労働大臣は，公衆衛生上重大な危害を生ずる虞がある場合において，その危害を防止するため特に必要があると認めるときは，医師に対して，医療又は保健指導に関し必要な指示をすることができる．

2　厚生労働大臣は，前項の規定による指示をするに当つては，あらかじめ，医道審議会の意見を聴かなければならない．

医師が診療を行ったときには，遅滞なく診療に関する事項を診療録に記載しなければならない．診療録は5年間保存する義務がある．これらの義務を怠ると罰則が科せられる（医師法第33条の3）．

10）現状届け出義務

第30条の2　厚生労働大臣は，医療を受ける者その他国民による医師の資格の確認及び医療に関する適切な選択に資するよう，医師の氏名その他の政令で定める事項を公表するものとする.

医師法第6条により，2年に一度，12月31日における現状（住所，勤務場所，従事する診療科名など）を，翌年1月15日までに厚生労働大臣に届け出をすることが医師に義務づけられている.

医療関係職種に係る業務独占資格と名称独占資格について**表4-1**に，守秘義務について**表4-2**にまとめた.

表4-1　医療関係職種に係る業務独占と名称独占

名称	資格の性格	制度創設年
医師	業務独占 名称独占	昭和23年
歯科医師	業務独占 名称独占	昭和23年
薬剤師	業務独占 名称独占	昭和35年
保健師	名称独占[※1]	昭和23年
助産師	業務独占	昭和23年
看護師	業務独占	昭和23年
准看護師 （都道府県知事交付）	業務独占	昭和26年
歯科衛生士	業務独占[※2※3] 名称独占	昭和23年
歯科技工士	業務独占	昭和30年
診療放射線技師	業務独占 名称独占	昭和26年
衛生検査技師	名称独占	昭和33年
理学療法士	業務独占[※3] 名称独占	昭和40年
作業療法士	業務独占[※3] 名称独占	昭和40年
臨床検査技師	業務独占[※3] 名称独占	昭和45年
視能訓練士	業務独占[※3] 名称独占	昭和46年
臨床工学技士	業務独占[※3] 名称独占	昭和62年
義肢装具士	業務独占[※3] 名称独占	昭和62年
救急救命士	業務独占[※3] 名称独占	平成3年
言語聴覚士	業務独占[※3] 名称独占	平成9年

※1：保健指導業務に関して名称独占とされている.
※2：歯科保健指導業務は業務独占ではない.
※3：業務独占は，保健師助産師看護師法第31条第1項および第32条の規定にかかわらず，診療の補助として行う業務である.
（出典：https://www.mhlw.go.jp/shingi/2005/05/s0527-14b.html）

表4-2　医療職の守秘義務に係る法令

資格名	根拠法
医師	刑法第134条第1項
歯科医師	刑法第134条第1項
薬剤師	刑法第134条第1項
保健師	保健師助産師看護師法第42条の2
助産師	刑法第134条第1項
看護師	保健師助産師看護師法第42条の2
准看護師	保健師助産師看護師法第42条の2
診療放射線技師	診療放射線技師法第29条
臨床検査技師	臨床検査技師，衛生検査技師等に関する法律第19条
衛生検査技師	臨床検査技師，衛生検査技師等に関する法律第19条
理学療法士	理学療法士及び作業療法士法第16条
作業療法士	理学療法士及び作業療法士法第16条
視能訓練士	視能訓練士法第19条
臨床工学技士	臨床工学技士法第40条
義肢装具士	義肢装具士法第40条
救急救命士	救急救命士法第47条
言語聴覚士	言語聴覚士法第44条
歯科衛生士	歯科衛生士法第13条の5
歯科技工士	歯科技工士法第20条の2
あん摩マツサージ指圧師	あん摩マツサージ指圧師，はり師，きゆう師等に関する法律第7条の2
はり師	あん摩マツサージ指圧師，はり師，きゆう師等に関する法律第7条の2
きゆう師	あん摩マツサージ指圧師，はり師，きゆう師等に関する法律第7条の2
柔道整復師	柔道整復師法第17条の2
精神保健福祉士	精神保健福祉士法第40条

（出典：https://www.mhlw.go.jp/shingi/2004/06/s0623-15p.html）

2 保健師助産師看護師法

（昭和23.7.30. 法律第203号. 最終改正：令和4.6.17. 法律第68号）

1. 保健師助産師看護師法の沿革

保健師助産師看護師法は，保健師，助産師，看護師，准看護師の業務，免許などについて規定している法律である．昭和23（1948）年に保健婦助産婦看護婦法が制定された．それ以前は保健婦規則・助産婦規則・看護婦規則がそれぞれ定められていた．三者を総合し，各職種の免許制度，試験制度，業務内容等を規定する法律となった．昭和26（1951）年に甲種・乙種看護婦の区別の廃止と准看護婦制度の創設，昭和43（1968）年に男性看護人を看護士とする呼称の変更，平成13（2001）年に男女の資格名称を「婦」「士」から「師」に統一，平成18（2006）年に保健師，助産師，看護師および准看護師の名称独占，平成20（2008）年に行政処分を受けた保健師，助産師，看護師および准看護師に対して再教育研修を受けることなど，時代の変遷に応じた改正が行われてきた．

1）目的

第1条　この法律は，保健師，助産師及び看護師の資質を向上し，もって医療及び公衆衛生の普及向上を図ることを目的とする．

保健師助産師看護師法の目的には，各職種の資質向上とともに，医療および公衆衛生の普及向上を図ることが掲げられており，医師法と通じるところがある．

2）免許の交付

第2条　この法律において「保健師」とは，厚生労働大臣の免許を受けて，保健師の名称を用いて，保健指導に従事することを業とする者をいう．

第3条　この法律において「助産師」とは，厚生労働大臣の免許を受けて，助産又は妊婦，じよく婦若しくは新生児の保健指導を行うことを業とする女子をいう．

第5条　この法律において「看護師」とは，厚生労働大臣の免許を受けて，傷病者若しくはじよく婦に対する療養上の世話又は診療の補助を行うことを業とする者をいう．

第6条　この法律において「准看護師」とは，都道府県知事の免許を受けて，医師，歯科医師又は看護師の指示を受けて，前条に規定することを行うことを業とする者をいう．

保健師，助産師，看護師は厚生労働大臣が免許付与者で，准看護師は都道府県知事が免許付与者である．助産師の職業に就けるのは女性のみ

keyword

診療の補助

看護師の業務として医師（歯科医師）の指示の下に行う医行為（歯科医行為）．看護師以外の医療関係職種が医行為を実施できる根拠は，各資格法の「保助看法の規定（診療の補助の業務独占）に関わらず，診療の補助として，～を行うことができる．」旨の規定である．
https://www.mhlw.go.jp/stf/shingi/2r98520000025y8a-att/2r98520000025yd3.pdf

である.

3) 再教育研修

第9条 次の各号のいずれかに該当する者には，前2条の規定による免許（以下「免許」という.）を与えないことがある.
一 罰金以上の刑に処せられた者
二 前号に該当する者を除くほか，保健師，助産師，看護師又は准看護師の業務に関し犯罪又は不正の行為があつた者
三 心身の障害により保健師，助産師，看護師又は准看護師の業務を適正に行うことができない者として厚生労働省令で定めるもの
四 麻薬，大麻又はあへんの中毒者

第15条の2 2 都道府県知事は，第14条第2項第1号若しくは第2号に掲げる処分を受けた准看護師又は同条第3項の規定により准看護師に係る再免許を受けようとする者に対し，准看護師としての倫理の保持又は准看護師として必要な知識及び技能に関する研修として厚生労働省令で定めるもの（以下「准看護師再教育研修」という.）を受けるよう命ずることができる.

平成20（2008）年度から，行政処分を受けた保健師，助産師および看護師に対して，規定に基づき再教育研修を実施している．再教育研修の目的は，業務復帰後に業務を適正に実行し国民の医療への信頼を確保することである．処分を受けた者が業務に復帰する場合は，再教育研修を受けることが義務づけられている.

4) 業務独占と名称独占

第29条 保健師でない者は，保健師又はこれに類似する名称を用いて，第2条に規定する業をしてはならない.

第30条 助産師でない者は，第3条に規定する業をしてはならない．ただし，医師法（昭和23年法律第201号）の規定に基づいて行う場合は，この限りでない.

第31条 看護師でない者は，第5条に規定する業をしてはならない．ただし，医師法又は歯科医師法（昭和23年法律第202号）の規定に基づいて行う場合は，この限りでない.
2 保健師及び助産師は，前項の規定にかかわらず，第5条に規定する業を行うことができる.

第32条 准看護師でない者は，第6条に規定する業をしてはならない．ただし，医師法又は歯科医師法の規定に基づいて行う場合は，この限りでない.

助産師，看護師，准看護師は業務独占資格で，保健師は保健指導業務に関して名称独占資格である.

5）保健師業務についての指示

第35条　保健師は，傷病者の療養上の指導を行うに当たつて主治の医師又は歯科医師があるときは，その指示を受けなければならない．

第36条　保健師は，その業務に関して就業地を管轄する保健所の長の指示を受けたときは，これに従わなければならない．ただし，前条の規定の適用を妨げない．

保健師は療養上の指導相手に主治医がいればその指示を受けなければならない．また，就業地における保健所長の業務上の指示があればそれに従わなければならない．

keyword

業務制限

特定の医療行為を行うために必要な資格を持たない者は，その業務（医療行為）を行うことが禁じられている．

keyword

診療機械

疾患の診断や治療などに使用される機械の総称．

keyword

臨時応急の手当

患者の生命，身体に危険がさし迫った状況での緊急時における救命や症状悪化防止のための処置．

6）業務制限

第37条　保健師，助産師，看護師又は准看護師は，主治の医師又は歯科医師の指示があつた場合を除くほか，診療機械を使用し，医薬品を授与し，医薬品について指示をしその他医師又は歯科医師が行うのでなければ衛生上危害を生ずるおそれのある行為をしてはならない．ただし，臨時応急の手当をし，又は助産師がへその緒を切り，浣腸を施しその他助産師の業務に当然に付随する行為をする場合は，この限りでない．

医師または歯科医師の指示がなければ，診療の補助を行ってはならない．臨時応急の手当をすることは例外的に認められる．

7）守秘義務

第42条の2　保健師，看護師又は准看護師は，正当な理由がなく，その業務上知り得た人の秘密を漏らしてはならない．保健師，看護師又は准看護師でなくなつた後においても，同様とする．

本法では保健師，看護師，准看護師の守秘義務が定められている．助産師の守秘義務は医師と同様に刑法第134条第1項で規定されているので，本法では規定されていない．

医療におけるタスク・シフト/シェア

厚生労働省医政局は，令和3年9月30日付で「現行制度の下で実施可能な範囲におけるタスク・シフト/シェアの推進について」各都道府県知事に通知した．特定行為研修を修了した看護師は，手順書により特定行為（38行為21区分）が実施できる．
(https://www.nurse.or.jp/nursing/assets/shift_n_share/guideline/tns_guideline.pdf参照)

8) 罰則

第42条の3 保健師でない者は，保健師又はこれに紛らわしい名称を使用してはならない．

2 助産師でない者は，助産師又はこれに紛らわしい名称を使用してはならない．

3 看護師でない者は，看護師又はこれに紛らわしい名称を使用してはならない．

4 准看護師でない者は，准看護師又はこれに紛らわしい名称を使用してはならない．

第43条 次の各号のいずれかに該当する者は，2年以下の懲役若しくは50万円以下の罰金に処し，又はこれを併科する．

一 第29条から第32条までの規定に違反した者

二 虚偽又は不正の事実に基づいて免許を受けた者

2 前項第1号の罪を犯した者が，助産師，看護師，准看護師又はこれに類似した名称を用いたものであるときは，2年以下の懲役若しくは100万円以下の罰金に処し，又はこれを併科する．

保健師の資格をもたない者が「保健師」という職業を名乗ると罰せられる．助産師，看護師，准看護師の資格をもたない者がそれらの業務を行った場合には罰せられる．

3 診療放射線技師法

（昭和26.6.11. 法律第226号. 最終改正：令和4.6.17. 法律第68号）

1. 診療放射線技師法の沿革

診療放射線技師法は，診療放射線技師の資格，職務などについて規定している法律である．

昭和12（1937）年に「診療用エックス線装置取締規則」，昭和26（1951）年に「診療エックス線技師法」が制定された．時代の変遷とともに扱う放射線の種類がX線のみにかぎらなくなったことから，昭和43（1968）年「診療放射線技師及び診療エックス線技師法」に改正され，「診療放射線技師」の資格が創設された．昭和58（1983）年,「診療放射線技師法」の制定とともに診療エックス線技師という呼称は廃止された．

1) 診療放射線技師の業務拡大

第1条 この法律は，診療放射線技師の資格を定めるとともに，その業務が適正に運用されるように規律し，もつて医療及び公衆衛生の普及及び向上に寄与することを目的とする．

keyword

電磁波

電磁波は電気と磁気の両方の性質をもつ波である．周波数（1秒間に生じる波の数）によって分類される．周波数の大きいものから，①ガンマ線，エックス線，②紫外線，③可視光線，④赤外線，⑤電波に分けられる．

keyword

粒子線

放射線には，電磁波と粒子線がある．粒子線は粒子のような性質をもつ．粒子線には，アルファ線（放射性元素から放出されるヘリウム原子核），ベータ線（放射性元素から放出される電子），中性子線などがある．

keyword

核医学検査

特定の臓器や組織に集まりやすい性質をもった放射性同位元素を使って，臓器や組織から放出される放射線（ガンマ線）をガンマカメラで画像化することにより体内の様子（腫瘍の活動性や広がりなど）を調べる検査．

keyword

造影剤

単純エックス線写真では描出されない病変などについて，目的の部位と周辺とのコントラストをつけ，画像診断をしやすくするために検査対象者に投与される薬品．

keyword

超音波診断装置

体表面にプローブを当て，超音波（周波数20 kHz以上の音波）を発生させ，身体から反射した音波（エコー）を受信して画像化し体内の状況を把握するための装置．

第2条　この法律で「放射線」とは，次に掲げる電磁波又は粒子線をいう．

一　アルファ線及びベータ線

二　ガンマ線

三　100万電子ボルト以上のエネルギーを有する電子線

四　エックス線

五　その他政令で定める電磁波又は粒子線

2　この法律で「診療放射線技師」とは，厚生労働大臣の免許を受けて，医師又は歯科医師の指示の下に，放射線の人体に対する照射（撮影を含み，照射機器を人体内に挿入して行うものを除く．以下同じ．）をすることを業とする者をいう．

令和3（2021）年10月1日より診療放射線技師法施行規則の一部が改正され，以下の行為が実施可能になった．

①核医学検査のために静脈路に放射性医薬品を投与するための装置を接続する行為

②当該放射性医薬品を投与するために当該装置を操作する行為ならびに当該放射性医薬品の投与が終了した後に抜針および止血を行う行為

③静脈路に造影剤注入装置を接続する際に静脈路を確保する行為

④動脈路に造影剤注入装置を接続する行為（動脈路確保のためのものを除く）および造影剤を投与するために当該造影剤注入装置を操作する行為

⑤下部消化管検査のために肛門に挿入したカテーテルから注入した造影剤および空気を吸引する行為

⑥上部消化管検査のために鼻腔に挿入されたカテーテルから造影剤を注入する行為および当該造影剤の注入が終了した後に当該カテーテルを抜去する行為

⑦病院または診療所以外の場所において，医師または歯科医師の指示を受け，超音波診断装置による検査，マンモグラフィー検査のためのエックス線を照射する行為

2）業務独占と名称独占

第4条　次に掲げる者には，前条の規定による免許（第20条第2号を除き，以下「免許」という．）を与えないことがある．

一　心身の障害により診療放射線技師の業務（第24条の2各号に掲げる業務を含む．同条及び第26条第2項を除き，以下同じ．）を適正に行うことができない者として厚生労働省令で定めるもの

二　診療放射線技師の業務に関して犯罪又は不正の行為があつた者

第24条　医師，歯科医師又は診療放射線技師でなければ，第2条第2項に規定する業をしてはならない．

第25条　診療放射線技師でなければ，診療放射線技師という名称又はこれに紛らわしい名称を用いてはならない．

診療放射線技師は業務独占，名称独占資格である．医師，歯科医師および診療放射線技師以外の職種の者が放射線を人体に照射することはできない．

3) 診療放射線技師による診療の補助

第24条の2 診療放射線技師は，第2条第2項に規定する業務のほか，保健師助産師看護師法（昭和23年法律第203号）第31条第1項及び第32条の規定にかかわらず，診療の補助として，次に掲げる行為を行うことを業とすることができる．

一 磁気共鳴画像診断装置，超音波診断装置その他の画像による診断を行うための装置であつて政令で定めるものを用いた検査（医師又は歯科医師の指示の下に行うものに限る．）を行うこと．

二 第2条第2項に規定する業務又は前号に規定する検査に関連する行為として厚生労働省令で定めるもの（医師又は歯科医師の具体的な指示を受けて行うものに限る．）を行うこと．

保健師助産師看護師法に，診療の補助は看護師の独占業務と規定されているが，診療放射線技師には，診療の補助として磁気共鳴画像診断装置，超音波診断装置その他の画像による診断を行うための装置を使用することが認められている．

4) 業務上の制限

第26条 診療放射線技師は，医師又は歯科医師の具体的な指示を受けなければ，放射線の人体に対する照射をしてはならない．

2 診療放射線技師は，病院又は診療所以外の場所においてその業務を行つてはならない．ただし，次に掲げる場合は，この限りでない．

一 医師又は歯科医師が診察した患者について，その医師又は歯科医師の指示を受け，出張して100万電子ボルト未満のエネルギーを有するエックス線を照射するとき．

二 多数の者の健康診断を一時に行う場合において，胸部エックス線検査（コンピュータ断層撮影装置を用いた検査を除く．）その他の厚生労働省令で定める検査のため100万電子ボルト未満のエネルギーを有するエックス線を照射するとき．

三 多数の者の健康診断を一時に行う場合において，医師又は歯科医師の立会いの下に100万電子ボルト未満のエネルギーを有するエックス線を照射するとき（前号に掲げる場合を除く．）．

四 医師又は歯科医師が診察した患者について，その医師又は歯科医師の指示を受け，出張して超音波診断装置その他の画像による診断を行うための装置であつて厚生労働省令で定めるものを用いた検査を行うとき．

keyword

磁気共鳴画像診断装置 (magnetic resonance imaging : MRI)

生体に高周波のラジオ周波数パルスを照射して強力な磁場を作り，人体内の水素原子に共鳴現象を起こさせてその信号を画像化する装置．放射線を使用しないため，被曝はない．

keyword

画像診断装置

政令で定める画像診断装置とは，磁気共鳴画像診断装置，超音波診断装置，眼底写真撮影装置（散瞳薬を投与した者の眼底を撮影するためのものを除く），核医学診断装置である（診療放射線技師法施行令第17条）．

keyword

100万電子ボルト未満のエネルギー

1電子ボルト（1 eV）は1 Vの電圧で1個の電子を加速するときに，電子が得る運動エネルギーの大きさとして定義される．100万電子ボルト＝1 Mev（メガ電子ボルト）．医療法では，エックス線装置は定格出力の管電圧が10キロボルト以上であり，かつ，そのエックス線のエネルギーが1メガ電子ボルト未満とされている．

診療放射線技師が放射線を人体に対し照射する場合は，医師または歯科医師の具体的な指示を受けなければならない．また，例外を除き，その業務は病院または診療所において行うことが規定されている．

5）他の医療関係者との連携

keyword

医療関係者との連携

第27条．チーム医療に言及している．

第27条　診療放射線技師は，その業務を行うに当たつては，医師その他の医療関係者との緊密な連携を図り，適正な医療の確保に努めなければならない．

6）照射録

第28条　診療放射線技師は，放射線の人体に対する照射をしたときは，遅滞なく厚生労働省令で定める事項を記載した照射録を作成し，その照射について指示をした医師又は歯科医師の署名を受けなければならない．

2　厚生労働大臣又は都道府県知事は，必要があると認めるときは，前項の照射録を提出させ，又は当該職員に照射録を検査させることができる．

3　前項の規定によつて検査に従事する職員は，その身分を証明する証票を携帯し，且つ，関係人の請求があるときは，これを呈示しなければならない．

診療放射線技師は，放射線を人体に照射した際は照射録を作成し，指示をした医師または歯科医師の署名を受ける必要がある．照射録には，照射を受けた者の氏名，性別および年齢，照射の年月日，照射の方法，指示をした医師または歯科医師の氏名およびその指示の内容を記載する．

7）守秘義務

第29条　診療放射線技師は，正当な理由がなく，その業務上知り得た人の秘密を漏らしてはならない．診療放射線技師でなくなつた後においても，同様とする．

第35条　第29条の規定に違反して，業務上知り得た人の秘密を漏らした者は，50万円以下の罰金に処する．

他の医療職と同様に，診療放射線技師にも守秘義務が定められている．その業務をやめた後でも守秘義務は継続する．

4 臨床検査技師等に関する法律

（昭和33.4.23. 法律第76号. 最終改正：令和4.6.17. 法律第68号）

1. 臨床検査技師等に関する法律の沿革

医学の発展とともに，臨床検査を主たる業務とする検査技師が必要とされるようになった．この法律は昭和33（1958）年に衛生検査技師法として制定された．当初は，人体由来の検体検査のみを業務として行うものであった．昭和45（1970）年に改正されて，臨床検査技師，衛生検査技師等に関する法律となった．この法律により，一定の制限下での生理機能検査や採血業務などの医療行為を行うことができる臨床検査技師という資格ができた．

平成17（2005）年に公布された臨床検査技師，衛生検査技師等に関する法律の一部を改正する法律により，衛生検査技師資格の取得が廃止された．なお，すでに衛生検査技師の免許を受けている場合は，引き続き衛生検査技師の業務を行うことができる．

1）業務

第1条　この法律は，臨床検査技師の資格等を定め，もつて医療及び公衆衛生の向上に寄与することを目的とする．

第2条　この法律で「臨床検査技師」とは，厚生労働大臣の免許を受けて，臨床検査技師の名称を用いて，医師又は歯科医師の指示の下に，人体から排出され，又は採取された検体の検査として厚生労働省令で定めるもの（以下「検体検査」という.）及び厚生労働省令で定める生理学的検査を行うことを業とする者をいう．

臨床検査技師の業務は，臨床検査技師等に関する法律施行規則に次のように規定されている．

〈検体検査〉

①微生物学的検査，②免疫学的検査，③血液学的検査，④病理学的検査，⑤生化学的検査，⑥尿・糞便等一般検査，⑦遺伝子関連・染色体検査

〈生理学的検査〉

①心電図検査（体表誘導によるものに限る），②心音図検査，③脳波検査（頭皮誘導によるものに限る），④筋電図検査（針電極による場合の穿刺を除く），⑤運動誘発電位検査，⑥体性感覚誘発電位検査，⑦基礎代謝検査，⑧呼吸機能検査（マウスピースおよびノーズクリップ以外の装着器具によるものを除く），⑨脈波検査，⑩熱画像検査，⑪眼振電図検査（冷水もしくは温水，電気または圧迫による刺激を加えて行うも

のを除く)，⑫重心動揺計検査，⑬持続皮下グルコース検査，⑭超音波検査，⑮磁気共鳴画像検査，⑯眼底写真検査（散瞳薬を投与して行うものを除く)，⑰毛細血管抵抗検査，⑱経皮的血液ガス分圧検査，⑲聴力検査（気導により行われる定性的な検査であって次に掲げる周波数および聴力レベルによるものを除いたものに限る）（イ　周波数1,000ヘルツおよび聴力レベル30デシベルのもの，ロ　周波数4,000ヘルツおよび聴力レベル25デシベルのもの，ハ　周波数4,000ヘルツおよび聴力レベル30デシベルのもの，ニ　周波数4,000ヘルツおよび聴力レベル40デシベルのもの)，⑳基準嗅覚検査および静脈性嗅覚検査（静脈に注射する行為を除く)，㉑電気味覚検査およびろ紙ディスク法による味覚定量検査，㉒直腸肛門機能検査

2）臨床検査技師の業務拡大

令和3（2021）年5月28日付けで公布された「良質かつ適切な医療を効率的に提供する体制の確保を推進するための医療法等の一部を改正する法律」(令和3年法律第49号）により，令和3（2021）年10月1日より臨床検査技師等に関する法律施行規則の一部が改正され，以下の行為が実施可能になった．医療におけるタスク・シフト/シェアの一環である．

〈検体採取〉

ア 医療用吸引器を用いて鼻腔，口腔または気管カニューレから喀痰を採取する行為，イ 内視鏡用生検鉗子を用いて消化管の病変部位の組織の一部を採取する行為

〈生理学的検査〉

ア 運動誘発電位検査，イ 体性感覚誘発電位検査，ウ 持続皮下グルコース検査，エ 直腸肛門機能検査

〈採血〉

ア 採血を行う際に静脈路を確保し，当該静脈路に接続されたチューブにヘパリン加生理食塩水を充填する行為，イ 採血を行う際に静脈路を確保し，当該静脈路に点滴装置を接続する行為（電解質輸液の点滴を実施するためのものに限る)，ウ 採血を行う際に静脈路を確保し，当該静脈路に血液成分採血装置を接続する行為，当該血液成分採血装置を操作する行為ならびに当該血液成分採血装置の操作が終了した後に抜針および止血を行う行為，エ 超音波検査のために静脈路に造影剤注入装置を接続する行為，造影剤を投与するために当該造影剤注入装置を操作する行為ならびに当該造影剤の投与が終了した後に抜針および止血を行う行為（静脈路に造影剤注入装置を接続するために静脈路を確保する行為についても，「静脈路に造影剤注入装置を接続する行為」に含まれる)

keyword

臨床検査技師の採血行為

2) では血液を採取する行為そのものではなく，採血に際しての静脈路の確保とそれに付随する行為（抜針・止血）が可能であること，3) では血液を採取する行為が可能であること，6) では保健師助産師看護師法における業務独占の例外として血液採取行為が可能であることが述べられている．

3) 臨床検査技師の採血行為

第4条 次の各号のいずれかに該当する者には，免許を与えないことができる．
一 心身の障害により臨床検査技師の業務を適正に行うことができない者として厚生労働省令で定めるもの
二 麻薬，あへん又は大麻の中毒者
三 第2条に規定する検査の業務に関し，犯罪又は不正の行為があつた者

第11条 試験は，第2条に規定する検査に必要な知識及び技能（同条に規定する検査のための血液を採取する行為で政令で定めるもの（以下「採血」という．）及び同条に規定する検査のための検体（血液を除く．）を採取する行為で政令で定めるもの（第20条の2第1項第2号において「検体採取」という．）に必要な知識及び技能を含む．以下同じ．）について行う．

keyword
欠格事由
他の医療職とほぼ同様．

臨床検査技師は，診療の補助として，医師または歯科医師の具体的な指示を受けた場合にかぎり採血を行うことができる．臨床検査技師等に関する法律施行令第8条に，「臨床検査技師等に関する法律第11条の採血は，耳朶，指頭及び足蹠の毛細血管並びに肘静脈，手背及び足背の表在静脈その他の四肢の表在静脈から血液を採取する行為とする．」と規定されている．

4) 守秘義務

第19条 臨床検査技師は，正当な理由がなく，その業務上取り扱つたことについて知り得た秘密を他に漏らしてはならない．臨床検査技師でなくなつた後においても，同様とする．

臨床検査技師にも守秘義務が定められている．その業務をやめた後でも守秘義務は継続する．

5) 名称独占

第20条 臨床検査技師でない者は，臨床検査技師という名称又はこれに紛らわしい名称を使用してはならない．

臨床検査技師は名称独占資格である．

6) 臨床検査技師による診療の補助

第20条の2 臨床検査技師は，保健師助産師看護師法（昭和23年法律第203号）第31条第1項及び第32条の規定にかかわらず，診療の補助として，次に掲げる行為（第1号，第2号及び第4号に掲げる行為にあつ

ては，医師又は歯科医師の具体的な指示を受けて行うものに限る.）を行うことを業とすることができる.

一　採血を行うこと.

二　検体採取を行うこと.

三　第2条の厚生労働省令で定める生理学的検査を行うこと.

四　前三号に掲げる行為に関連する行為として厚生労働省令で定めるものを行うこと.

保健師助産師看護師法に，診療の補助は看護師の独占業務と規定されているが，臨床検査技師には，診療の補助として採血および検体採取を行うこと，第2条の厚生労働省令で定める生理学的検査とそれに関連する行為を行うことが認められている.

5　理学療法士及び作業療法士法

（昭和40.6.29. 法律第137号. 最終改正：令和4.6.17. 法律第68号）

1. 理学療法士及び作業療法士法の沿革

医療現場では，運動機能や運動能力を障害された人たちに理学療法が以前より実施されていた. 医療の専門分化が進むにしたがい，理学療法の専門的な補助者が必要とされ制度化された. 昭和40（1965）年に理学療法士及び作業療法士法が成立し，昭和41（1966）年第1回国家試験が実施され，理学療法士・作業療法士が誕生した.

1）理学療法・作業療法の定義

第1条　この法律は，理学療法士及び作業療法士の資格を定めるとともに，その業務が，適正に運用されるように規律し，もつて医療の普及及び向上に寄与することを目的とする.

第2条　この法律で「理学療法」とは，身体に障害のある者に対し，主としてその基本的動作能力の回復を図るため，治療体操その他の運動を行なわせ，及び電気刺激，マツサージ，温熱その他の物理的手段を加えることをいう.

2　この法律で「作業療法」とは，身体又は精神に障害のある者に対し，主としてその応用的動作能力又は社会的適応能力の回復を図るため，手芸，工作その他の作業を行なわせることをいう.

3　この法律で「理学療法士」とは，厚生労働大臣の免許を受けて，理学療法士の名称を用いて，医師の指示の下に，理学療法を行なうことを業とする者をいう.

4　この法律で「作業療法士」とは，厚生労働大臣の免許を受けて，作業療法士の名称を用いて，医師の指示の下に，作業療法を行なうことを業とする者をいう.

理学療法とは，病気，けが，高齢，障害などによって運動機能が低下した状態にある人々に対し，運動機能の維持・改善を目的に運動，温熱，電気，水，光線などの物理的手段を用いて行われる治療法である（日本理学療法士協会）.

作業療法は，人々の健康と幸福を促進するために，医療，保健，福祉，教育，職業などの領域で行われる，作業に焦点を当てた治療，指導，援助である．作業とは，対象となる人々にとって目的や価値を持つ生活行為を指す（日本作業療法士協会）.

2）保健師助産師看護師法とあん摩マツサージ指圧師，はり師，きゆう師等に関する法律との関係

第4条 次の各号のいずれかに該当する者には，免許を与えないことがある.

一 罰金以上の刑に処せられた者

二 前号に該当する者を除くほか，理学療法士又は作業療法士の業務に関し犯罪又は不正の行為があつた者

三 心身の障害により理学療法士又は作業療法士の業務を適正に行うことができない者として厚生労働省令で定めるもの

四 麻薬，大麻又はあへんの中毒者

第15条 理学療法士又は作業療法士は，保健師助産師看護師法（昭和23年法律第203号）第31条第1項及び第32条の規定にかかわらず，診療の補助として理学療法又は作業療法を行なうことを業とすることができる.

2 理学療法士が，病院若しくは診療所において，又は医師の具体的な指示を受けて，理学療法として行なうマツサージについては，あん摩マツサージ指圧師，はり師，きゆう師等に関する法律（昭和22年法律第217号）第1条の規定は，適用しない.

keyword

欠格事由

他の医療職とほぼ同様.

保健師助産師看護師法に，診療の補助は看護師の独占業務と規定されているが，診療の補助として理学療法または作業療法を行うことが認められている．また，理学療法士は，医師の具体的な指示を受けてマッサージを行うことができる.

3）守秘義務

第16条 理学療法士又は作業療法士は，正当な理由がある場合を除き，その業務上知り得た人の秘密を他に漏らしてはならない．理学療法士又は作業療法士でなくなつた後においても，同様とする.

理学療法士，作業療法士にも守秘義務が定められている．その業務を

やめた後でも守秘義務は継続する．

4）名称独占

第17条　理学療法士でない者は，理学療法士という名称又は機能療法士その他理学療法士にまぎらわしい名称を使用してはならない．

2　作業療法士でない者は，作業療法士という名称又は職能療法士その他作業療法士にまぎらわしい名称を使用してはならない．

理学療法士，作業療法士は名称独占資格である．

6　救急救命士法

（平成3.4.23．法律第36号．最終改正：令和4.6.17．法律第68号）

1．救急救命士法の沿革

救急車で医療機関へ搬入時に心肺機能停止をきたしている症例の蘇生率が，欧米に比べ低いことが問題となり，一定の条件下で救急隊員に医療行為（病院前治療）を許可することを趣旨とする救急救命士法が平成3（1991）年に制定された．業務は医師の具体的な指示が必要な特定行為と，医師の包括的な指示の下に行える処置に分けられている（図4-1）．

1）救急救命士が業務を行う場所の規定

第1条　この法律は，救急救命士の資格を定めるとともに，その業務が適正に運用されるように規律し，もって医療の普及及び向上に寄与することを目的とする．

第2条　この法律で「救急救命処置」とは，その症状が著しく悪化するおそれがあり，若しくはその生命が危険な状態にある傷病者（以下この項並びに第44条第2項及び第3項において「重度傷病者」という．）が病院若しくは診療所に搬送されるまでの間又は重度傷病者が病院若しくは診療所に到着し当該病院若しくは診療所に入院するまでの間（当該重度傷病者が入院しない場合は，病院又は診療所に到着し当該病院又は診療所に滞在している間．同条第2項及び第3項において同じ．）に，当該重度傷病者に対して行われる気道の確保，心拍の回復その他の処置であって，当該重度傷病者の症状の著しい悪化を防止し，又はその生命の危険を回避するために緊急に必要なものをいう．

2　この法律で「救急救命士」とは，厚生労働大臣の免許を受けて，救急救命士の名称を用いて，医師の指示の下に，救急救命処置を行うことを業とする者をいう．

「救急救命士法施行規則の一部改正について」（令和3年9月1日，厚生労働省令第149号）
参考）https://www.nurse.or.jp/nursing/shift_n_share/decree/pdf/emt_decreer3149.pdf

令和3（2021）年の法律改正により，救急救命士による救急救命処置

救急救命処置の範囲について

（「救急救命処置の範囲等について」平成4年指第17号 改正：平成26年1月31日 医政指発0131第1号）

医師の具体的指示（特定行為）

・乳酸リンゲル液を用いた静脈路確保のための輸液（※）
・食道閉鎖式エアウェイ、ラリンゲアルマスク及び気管内チューブ（※）による気道確保
・エピネフリンを用いた薬剤の投与（※）
・乳酸リンゲル液を用いた静脈路確保及び輸液
・低血糖発作症例へのブドウ糖溶液の投与

医師の包括的な指示

・精神科領域の処置
・小児科領域の処置
・産婦人科領域の処置
・自己注射が可能なエピネフリン製剤によるエピネフリン投与
・血糖測定器を用いた血糖測定
・気管内チューブを通じた気管吸引
・聴診器の使用による心音・呼吸音の聴取
・血圧計の使用による血圧の測定
・心電計の使用による心拍動の観察及び心電図伝送
・鉗子・吸引器による咽頭・声門上部の異物の除去
・経鼻エアウェイによる気道確保
・パルスオキシメーターによる血中酸素飽和度の測定
・ショックパンツの使用による血圧の保持及び下肢の固定
・自動式心マッサージ器の使用による体外式胸骨圧迫
・心マッサージの施行
・特定在宅療法継続中の傷病者の処置の維持
・口腔内の吸引
・経口エアウェイによる気道確保
・バッグマスクによる人工呼吸
・酸素吸入器による酸素投与
・自動体外式除細動器による除細動（※）
・用手法による気道確保
・胸骨圧迫
・呼気吹き込み法による人工呼吸
・圧迫止血
・骨折の固定
・ハイムリック法及び背部叩打法による異物の除去
・体温・脈拍・呼吸数・意識状態・顔色の観察
・必要な体位の維持、安静の維持、保温

※　心肺機能停止状態の患者に対してのみ行うもの

図4-1　救急救命士が行える救急救命処置
（出典：https://www.mhlw.go.jp/content/10802000/000788070.pdf）

の実施場所が「重度傷病者が病院若しくは診療所に到着し当該病院若しくは診療所に入院するまでの間（当該重度傷病者が入院しない場合は，病院又は診療所に到着し当該病院又は診療所に滞在している間）」に拡大された．改正以前は，救急救命処置を行うことができる場所は現場から「病院若しくは診療所に搬送されるまでの間」とされていた．

2）保健師助産師看護師法との関係

keyword
欠格事由
他の医療職とほぼ同様.

第4条　次の各号のいずれかに該当する者には，免許を与えないことがある．
一　罰金以上の刑に処せられた者
二　前号に該当する者を除くほか，救急救命士の業務に関し犯罪又は不正の行為があった者
三　心身の障害により救急救命士の業務を適正に行うことができない者として厚生労働省令で定めるもの
四　麻薬，大麻又はあへんの中毒者

第43条　救急救命士は，保健師助産師看護師法（昭和23年法律第203号）第31条第1項及び第32条の規定にかかわらず，診療の補助として救急救命処置を行うことを業とすることができる．

保健師助産師看護師法に，診療の補助は看護師の独占業務と規定されているが，救急救命士には診療の補助として救急救命処置を行うことが

認められている．

3）救急救命処置録

keyword

医療関係者との連携

第45条．チーム医療に言及している．

第45条　救急救命士は，その業務を行うに当たっては，医師その他の医療関係者との緊密な連携を図り，適正な医療の確保に努めなければならない．

第46条　救急救命士は，救急救命処置を行ったときは，遅滞なく厚生労働省令で定める事項を救急救命処置録に記載しなければならない．

2　前項の救急救命処置録であって，厚生労働省令で定める機関に勤務する救急救命士のした救急救命処置に関するものはその機関につき厚生労働大臣が指定する者において，その他の救急救命処置に関するものはその救急救命士において，その記載の日から5年間，これを保存しなければならない．

救急救命士が救急救命処置を行ったときは，処置内容を救急救命処置録へ記載しなければならない．保存期間は診療録と同じ5年間である．

4）守秘義務

第47条　救急救命士は，正当な理由がなく，その業務上知り得た人の秘密を漏らしてはならない．救急救命士でなくなった後においても，同様とする．

救急救命士にも守秘義務が定められている．その業務をやめた後でも守秘義務は継続する．

5）名称独占

第48条　救急救命士でない者は，救急救命士又はこれに紛らわしい名称を使用してはならない．

救急救命士は名称独占資格である．

6）罰則

第53条　次の各号のいずれかに該当する者は，6月以下の懲役若しくは30万円以下の罰金に処し，又はこれを併科する．

一　第44条第1項の規定に違反して，同項の規定に基づく厚生労働省令の規定で定める救急救命処置を行った者

二　第44条第2項の規定に違反して，救急用自動車等以外の場所で業務を行った者

第55条　次の各号のいずれかに該当する者は，30万円以下の罰金に処する．

一　第9条第1項の規定により救急救命士の名称の使用の停止を命ぜられた者で，当該停止を命ぜられた期間中に，救急救命士の名称を使用したもの
二　第46条第1項の規定に違反して，救急救命処置録に記載せず，又は救急救命処置録に虚偽の記載をした者
三　第46条第2項の規定に違反して，救急救命処置録を保存しなかった者
四　第48条の規定に違反して，救急救命士又はこれに紛らわしい名称を使用した者

救急救命士は，医師の具体的な指示を受けなければ，厚生労働省令で定める救急救命処置を行ってはならない．また，指定された場所以外で業務を行うことは禁じられている．救急救命処置録の記載等に関する事項に違反した場合にも罰則規定がある．

参考文献

1) 生駒俊和，出渕靖志，中島章夫編：臨床工学講座 関係法規（増補）．医歯薬出版，2022.

Ⅱ　その他

1　臓器の移植に関する法律[※1]および臓器の移植に関する法律施行規則[※2]

（※1：平成9.7.16. 法律第104号. 最終改正：令和4.6.17. 法律第68号）
（※2：平成9.10.8. 厚生省令第784号. 最終改正：令和元.6.28. 厚生労働省令第20号）

1. 臓器の移植に関する法律制定の経緯とその目的

「臓器の移植に関する法律」（以下，臓器移植法）は，日本における臓器提供と受け入れに関する規制とプロセスを定めている法律である．1980年に心臓停止後（死後）の角膜と腎臓の提供を可能とする「角膜と腎臓の移植に関する法律」が施行された一方，他国では腎臓以外の臓器不全の患者も救われている移植医療の実情を鑑みて，国内でも脳死下の臓器移植の必要性や，臓器移植の法的基盤を整備する必要性が高まったことを受け，平成9（1997）年10月16日に施行された（図4-2）．

2. 臓器移植法改正

平成9（1997）年に制定された臓器移植法は，脳死下で臓器を提供する場合，「本人の書面による意思表示」と「家族の承諾」の双方を必須とするなど，世界でも類をみない厳格なルールであり，脳死下の臓器提供数は増えなかった（図4-3）．また，世界各国においても臓器の提供

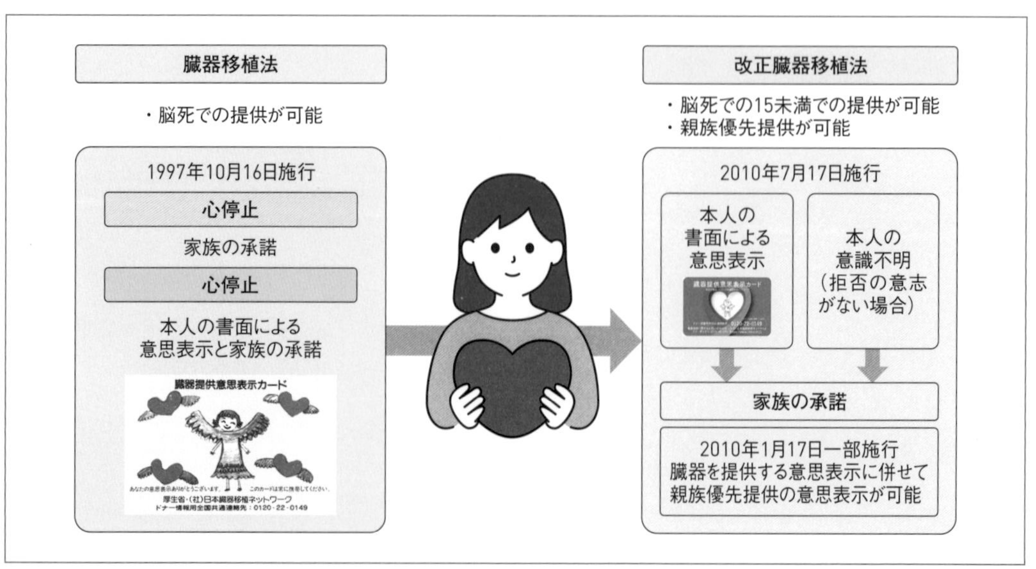

図4-2　臓器移植法とその改正内容

日本における2019年の各臓器の脳死下移植，心停止下移植ならびに生体移植数
( ) 内は2018年の数

	脳死	心臓死	生体	総数
腎臓	176 (127)	54 (55)	1,827 (1,683)	2,057 (1,865)
肝臓	88 (60)	0 (0)	307 (341)	395 (401)
心臓	84 (55)	0 (0)	0 (0)	84 (55)
肺	79 (59)	0 (0)	13 (13)	92 (72)
膵臓	49 (34)	0 (0)	0 (0)	49 (34)
小腸	3 (3)	0 (0)	0 (0)	3 (3)
全臓器	479 (338)	54 (55)	2,147 (2,031)	2,680 (2,430)

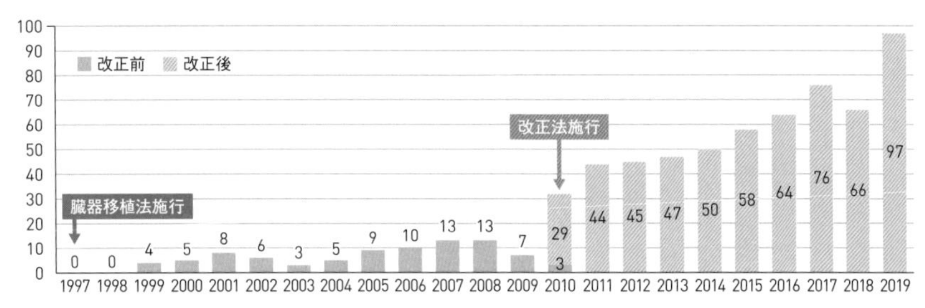

図4-3　日本における脳死ドナー数の推移

（参考：日本移植学会　http://www.asas.or.jp/jst/general/number/）

は足りておらず，2008年に「移植が必要な患者の命は自国で救う努力をすること」という主旨のイスタンブール宣言が出されたことで，海外渡航による臓器移植に頼っていた日本でも臓器移植法の改正に拍車がかかり，平成21（2009）年に改正臓器移植法が成立し，平成22（2010）年7月に全面施行となった（図4-2）.

keyword

イスタンブール宣言

イスタンブール宣言（Istanbul Declaration）は，2008年にトルコのイスタンブールで開催されたサミットで採択され，臓器移植に関連する国際的な倫理的ガイドラインをまとめた文書となる．本宣言は，臓器提供と移植に関する倫理的な原則を強調し，国際的なコミュニティに向けて指針を提供することを目的としている．おもなポイントは，生命尊重の原則，倫理的な提供，平等と公平性，透明性と監督，国際協力の5つがあげられる．

3. 臓器移植法の内容

この法律は，全25条と附則抄11条からなり，移植の受け入れ条件（第1条），臓器提供の合意プロセス（第2条），臓器の摘出プロセスと脳死の定義（第6条），親族への優先提供の意思表示（第6条の2），監督機関の設置（第12条），臓器移植に関する情報の公開（第17条の2），など，臓器移植に関するさまざまな項目を規制している．また，臓器売買等の禁止（第11条）や，臓器提供者の権利とプライバシーも保護されている（第13条）.

以下，第1条（目的）から第5条（定義）を示す.

（目的）

第1条　この法律は，臓器の移植についての基本的理念を定めるとともに，臓器の機能に障害がある者に対し臓器の機能の回復又は付与を目的として行われる臓器の移植術（以下単に「移植術」という．）に使用されるための臓器を死体から摘出すること，臓器売買等を禁止すること等につき必要な事項を規定することにより，移植医療の適正な実施に資することを目的とする．

keyword

親族への優先提供の意思表示

死後に臓器を提供する意思にあわせて，親族に優先的に提供できる意思を書面により表示できるとした「親族優先提供」が改正臓器移植法（2010年1月17日）で規定された.

keyword

厚生労働省令で定める内臓

臓器移植法第5条には，心臓，肺，肝臓，腎臓の4つの内臓しか定めていないが，さらに省令第1条（内臓の範囲）として，「法第5条に規定する厚生労働省令で定める内臓は，膵臓及び小腸とする.」と定めている.

（基本的理念）

第2条　死亡した者が生存中に有していた自己の臓器の移植術に使用されるための提供に関する意思は，尊重されなければならない.

2　移植術に使用されるための臓器の提供は，任意にされたものでなければならない.

3　臓器の移植は，移植術に使用されるための臓器が人道的精神に基づいて提供されるものであることにかんがみ，移植術を必要とする者に対して適切に行われなければならない.

4　移植術を必要とする者に係る移植術を受ける機会は，公平に与えられるよう配慮されなければならない.

（国及び地方公共団体の責務）

第3条　国及び地方公共団体は，移植医療について国民の理解を深めるために必要な措置を講ずるよう努めなければならない.

（医師の責務）

第4条　医師は，臓器の移植を行うに当たっては，診療上必要な注意を払うとともに，移植術を受ける者又はその家族に対し必要な説明を行い，その理解を得るよう努めなければならない.

（定義）

第5条　この法律において「臓器」とは，人の心臓，肺，肝臓，腎臓その他厚生労働省令で定める内臓及び眼球をいう.

この臓器移植法を元に，わが国での臓器移植手術は，日本臓器移植ネットワークがドナー（臓器提供者）とレシピエント（移植希望者）との橋渡しを合法的かつ適切なプロセスに基づいて行っている．日本臓器移植ネットワークは，臓器移植コーディネーターが臓器提供と移植手術のプロセスを調整し，臓器提供者と受植者の間の円滑なコミュニケーションをとりもつことにより，患者の待機期間が短縮され，移植成功率が向上しただけでなく，ドナーとレシピエントの権利と安全性を確保するための重要な枠組みとなっている.

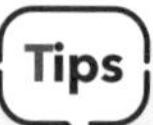

脳死の概念

法第6条2項に，「「脳死した者の身体」とは，脳幹を含む全脳の機能が不可逆的に停止するに至ったと判定された者の身体をいう.」とある．ここで定義されている脳死の概念は，臨床的概念であり，「全脳髄の細胞が同時に死んだこと（機能喪失）」は「従来の心停止による死の判定が体全体すべての細胞が同時に死んだこと」を意味しないことと同義ととらえている．つまり，脳死に陥れば，他臓器への保護手段をとろうとしても心停止に至り，決して回復することはない（全脳死）という考え方に基づいている.

2 死体解剖保存法

（昭和24.6.10. 法律第204号. 最終改正：令和4.6.17. 法律第68号）

1. 死体解剖保存法の沿革

わが国においては，死者の尊厳を重視し，死体を丁重に扱うという考え方が強い．刑法においては，死体損壊罪（同法第190条）の規定がおかれている．

医学の教育・研究のために行われる解剖については，刑法第35条による正当な業務とみなされ，死体損壊罪は成立しないと考えられていた．死体解剖に関する法令（警察犯処罰令，明治41（1908）年）は存在したが，医学の教育・研究等のために行われる死体の解剖および保存等についての法制を整備する趣旨で，死体解剖保存法が昭和24（1949）年に制定された．

keyword

刑法第190条

死体，遺骨，遺髪または棺に納めてある物を損壊し，遺棄し，または領得した者は，3年以下の懲役に処する．

1) 正常解剖（系統解剖）の目的

第1条　この法律は，死体（妊娠4月以上の死胎を含む．以下同じ．）の解剖及び保存並びに死因調査の適正を期することによつて公衆衛生の向上を図るとともに，医学（歯学を含む．以下同じ．）の教育又は研究に資することを目的とする．

医学の教育・研究に資するとともに，公衆衛生の向上についても記載されている．

2) 死体解剖の資格をもつ者

第2条　死体の解剖をしようとする者は，あらかじめ，解剖をしようとする地の保健所長の許可を受けなければならない．ただし，次の各号のいずれかに該当する場合は，この限りでない．

一　死体の解剖に関し相当の学識技能を有する医師，歯科医師その他の者であつて，厚生労働大臣が適当と認定したものが解剖する場合

二　医学に関する大学（大学の学部を含む．以下同じ．）の解剖学，病理学又は法医学の教授又は准教授が解剖する場合

その他の者としては，死体解剖保存法に基づき死体解剖資格の認定をうけた者および監察医がある．

3) 解剖実習の意義

第10条　身体の正常な構造を明らかにするための解剖は，医学に関する

大学において行うものとする.

通常行われる解剖には，正常解剖（系統解剖），病理解剖，行政解剖がある．正常解剖とは，人体の正常な構造を調べるための解剖であり，有資格者の指導の下，医学部・歯学部において教育目的で行われる．正常解剖に必要な遺体は，基本的に故人の献体の遺志にしたがって，遺族により提供される．献体に関して必要な事項を定めた法律として「医学及び歯学の教育のための献体に関する法律」がある（昭和58（1983）年成立）.

近年，医学部・歯学部で行われる正常解剖の見学を教育課程に導入するコメディカル養成機関が増加している．コメディカル養成機関に在籍する学生に関しては，教育目的であっても解剖作業を行うことが可能かどうかについて明確に規定した法律がない．死体解剖保存法および「医学及び歯学の教育のための献体に関する法律」における教育目的の対象として，医学部・歯学部に在籍する学生を想定しているものと思われる.

第20条　死体の解剖を行い，又はその全部若しくは一部を保存する者は，死体の取扱に当つては，特に礼意を失わないように注意しなければならない.

解剖実習には，単に人体の構造についての知識を深めるというだけではなく，人間の尊厳について考える機会を与え，医療人としての倫理観を高めるという教育目的もある．そのため，遺体（献体）の取り扱いには，とくに礼意を失わないことが要求される.

3　個人情報の保護に関する法律

（平成15.5.30. 法律第57号. 最終改正：令和5.6.7. 法律第47号）

keyword

地方公共団体

都道府県市町村区など国以外の自治体のこと．広域な水道の組合や後期高齢者の広域連合等も含まれる.

keyword

行政機関

国の省や委員会，都道府県などのこと．法律や条例にしたがって業務を行っている．立法機関（国会や議会）や司法機関（裁判所）は，含まれない.

1) 背景

デジタル社会の進展に伴い個人情報の利用が著しく拡大し，個人情報を適正に取り扱う必要性から新たな法律を制定した.

法律は，基本的な理念や基本方針，国および地方公共団体の責務，個人情報を取り扱う事業者および行政機関が遵守すべき義務，個人情報保護委員会の設置を定めている.

厚生労働省は，医療・介護関係事業者に対して，個人情報の適切な取り扱いのためのガイダンスを定めている．医療機関においては，ガイダンスにしたがって，患者の個人情報を保護し医療活動を行う必要がある.

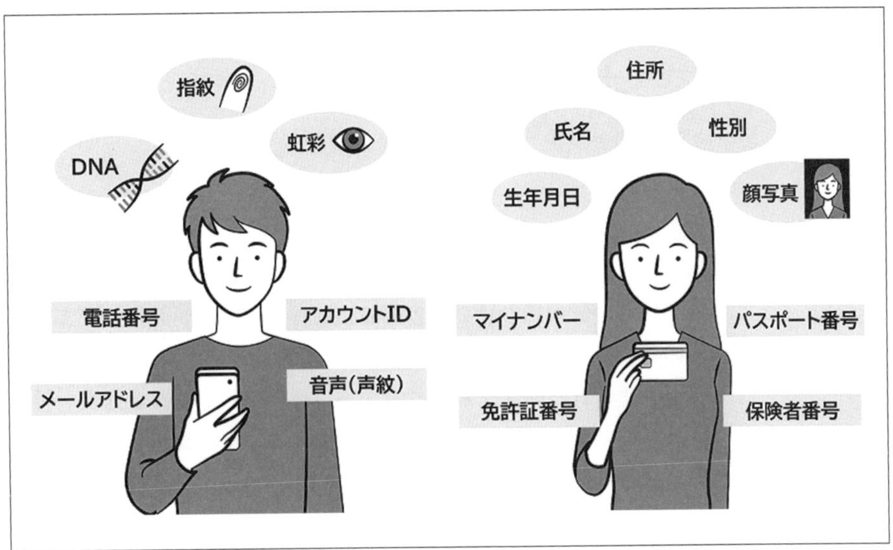

図4-4　個人情報
（政府広報オンライン「暮らしに役立つ情報」https://www.gov-online.go.jp/useful/article/201703/1.html 2022年8月5日）

2) 目的（第1条）

この法律は，個人情報を保護しつつ，行政機関や事業者が適正かつ効果的に個人情報を利用し，新たな産業の創出や活力ある経済社会，豊かな国民生活の実現を目的としている．そのため，個人情報の有用性に配慮しつつ，個人の権利利益を保護する種々の規定を定めている．

3) 定義（第2条）

この法律における「個人情報」とは，生存する個人に関する情報であって，氏名，生年月日等が記載され，もしくは記録され，または音声，動作等一切の事項により特定の個人を識別することができるもの（他の情報との照合により特定の個人を識別することができるものを含む）をいう．

「個人識別符号」とは，文字，番号，記号その他の符号であって，個人の身体の一部の特徴を電子計算機の用に変換したものであって，特定の個人を識別できるものをいう．

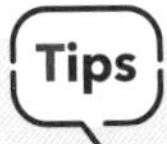

個人情報

個人の氏名，年齢，住所，顔写真などにより個人を識別できる情報のこと（図4-4）．個人情報保護法では，生存者のみ．医療機関では，厚生労働省のガイドラインにより，生存者に加えて死者も対象としている．https://www.gov-online.go.jp/useful/article/201703/1.html

4　臨床研究法

（平成29.4.1. 法律第16号. 最終改正：令和4.6.17. 法律第68号）

keyword

利益相反（COI：conflict of interest）

臨床研究においては，金銭や労務等，製薬・医療機器の企業とのかかわりのこと.

keyword

誇大広告

著しく事実に相違するものや誤認させるもの（健康増進法第32条）など，明示的であるか暗示的であるかを問わず，虚偽や誇大な記事のこと（薬機法第66条）

keyword

臨床研究法の実施手続き

厚生労働省HP「臨床研究法の概要」令和2年7月7日 https://www.mhlw.go.jp/content/10800000/000647734.pdf

1）背景

これまでの高血圧症や白血病の臨床試験のデータの取り扱い等において，試験結果の信頼性や研究者の利益相反行為が社会問題化し，また，薬機法の誇大広告禁止規定違反や副作用報告義務違反等の疑い例もあり，臨床研究の質の確保や被験者の保護，製薬企業等の資金提供・労務提供にあたっての透明性の確保，研究機関における利益相反管理などの法規制が求められ，臨床研究法が制定された.

この法律は，臨床研究の実施の手続，認定臨床研究審査委員会，臨床研究に関する資金等の提供に関する情報の公表制度について定めている.

2）目的（第1条）

臨床研究における被験者としての患者をはじめとする国民の臨床研究に対する信頼の確保を図ることを目的としている.

3）定義（第2条）

①臨床研究とは，医薬品等を人に対して用い，医薬品等の有効性または安全性を明らかにする研究のことである．なお，この法律の諸規定は，薬機法に規定する治験を除いたものを対象としている.

②医薬品等とは，医薬品医療機器等法に規定する医薬品（体外診断用医薬品を除く）の他，医療機器，再生医療等製品のことをいう.

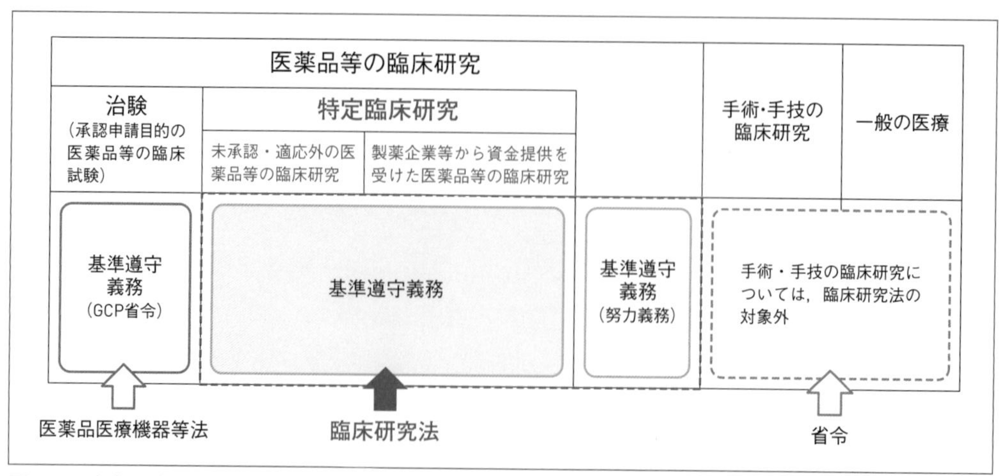

図4-5　臨床研究法の対象範囲

（厚生労働省HP「臨床研究法の概要」令和2年7月7日 https://www.mhlw.go.jp/content/10800000/000647734.pdf）

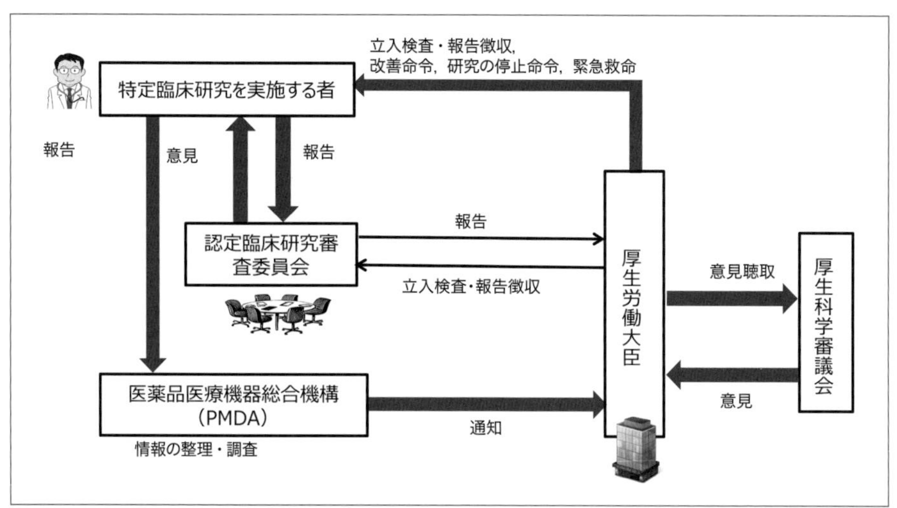

図4-6　疾病等の報告・措置・改善事項

（厚生労働省HP「臨床研究法の概要」令和2年7月7日https://www.mhlw.go.jp/content/10800000/000647734.pdf）

③特定臨床研究とは，臨床研究のうち，製薬企業等から研究資金の提供を受けて実施する臨床研究のうち製薬企業等が製造販売しまたはしようとする医薬品や医療機器にかぎっている．

第5章 薬事法規

1 医薬品医療機器等法

医療機器の急速な発展に伴い薬事法の整備も進められてきたが，平成26（2014）年11月25日には薬事法から改称された「医薬品，医療機器等の品質，有効性及び安全性の確保等に関する法律」（以下，「医薬品医療機器等法」と表記）が施行され，名称に「医療機器」が盛り込まれた大きな改正となった．医薬品とは異なる医療機器ならではの開発特性をふまえ，医療機器に特化した章も設けられた．そして令和元（2019）年に大きな改正がなされ，令和3（2021）年8月1日にはその改正条文のほとんどが施行となった．

keyword
医薬品医療機器等法
薬機法ということもある．

1. 医薬品医療機器等法の目的（第1条）および関係者の責務とその歩み

（目的）

第1条　この法律は，医薬品，医薬部外品，化粧品，医療機器及び再生医療等製品（以下「医薬品等」という．）の品質，有効性及び安全性の確保並びにこれらの使用による保健衛生上の危害の発生及び拡大の防止のために必要な規制を行うとともに，指定薬物の規制に関する措置を講ずるほか，医療上特にその必要性が高い医薬品，医療機器及び再生医療等製品の研究開発の促進のために必要な措置を講ずることにより，保健衛生の向上を図ることを目的とする．

（国の責務）

第1条の2　国は，この法律の目的を達成するため，医薬品等の品質，有効性及び安全性の確保，これらの使用による保健衛生上の危害の発生及び拡大の防止その他の必要な施策を策定し，及び実施しなければならない．

第1条の3（都道府県等の責務）（省略）

第1条の4（医薬品等関連事業者等の責務）（省略）

（医薬関係者の責務）

第1条の5　医師，歯科医師，薬剤師，獣医師その他の医薬関係者は，医薬品等の有効性及び安全性その他これらの適正な使用に関する知識と理解を深めるとともに，これらの使用の対象者（動物への使用にあつては，その所有者又は管理者．第68条の4，第68条の7第3項及び第4項，第68条の21並びに第68条の22第3項及び第4項において同じ．）及びこれらを購入し，又は譲り受けようとする者に対し，これらの適正な使用に関する事項に関する正確かつ適切な情報の提供に努めなければならない．

（国民の役割）

第1条の6　国民は，医薬品等を適正に使用するとともに，これらの有効性及び安全性に関する知識と理解を深めるよう努めなければならない．

keyword

薬事法の変遷

昭和35（1960）年　現行薬事法公布
平成14（2002）年　改正薬事法公布　承認許可制度，医療機器
平成17（2005）年　平成14年改正薬事法全面施行
平成18（2006）年　改正薬事法公布　医薬品販売制度
平成21（2009）年　平成18年改正薬事法全面施行
平成25（2013）年11月　改正薬事法（「医薬品医療機器等法」に改称）および再生医療安全性確保法成立
平成26（2014）年11月「医薬品医療機器等法」施行

医薬品医療機器等法の目的

医薬品医療機器等法の目的は，保健衛生の向上を図ることであり，そのために以下の3つのことを重視している．

①前段においては，本法の規制対象である，医薬品，医薬部外品，化粧品，医療機器および再生医療等製品について，これらの品質，有効性および安全性を確保するために必要な規制を行う．

②乱用されるおそれのある指定薬物の規制に関する措置を講ずる．

③医療上とくにその必要性が高い医薬品，医療機器および再生医療等製品の研究開発の促進のために必要な措置を講ずる．

医薬品医療機器等法は，②で代表されるように，医薬品や医療機器の「品質不良や無効なもの，危険なものを取り締まる」という警告法規のようなものと思われがちだが，最終的には「保健衛生の向上」を目的とした衛生法規であり，「有用な医薬品，医療機器および再生医療等製品の研究開発の促進」という産業育成の側面ももっている．

また，第1条の2から5において，医薬品，医療機器等に係る安全対策の強化として，保健衛生上の危害の発生・拡大防止のため必要な規制を行うこと，医薬品等の品質，有効性および安全性の確保等に係る関係者の責務規定が新設されることになった．薬害肝炎等の過去の薬害問題の発生については，行政や製薬企業が把握していたリスク情報の伝達が十分に行われなかったことや，それが不当に軽視されたことにより，適切な対応・対策がとられなかったという本質的な問題があることが指摘されてきた経緯による．

わが国の最初の本格的な薬事に関する法令は，明治22（1889）年に公布された「薬品営業並（ならびに）薬品取扱規則」（通称，「薬律」）であった．その後，第二次世界大戦中の昭和18（1943）年，関係省令を整理統合して「薬事法」が公布されたが，これは戦時下での国民体位の向上という兵力強化が重要な目的であった．そして終戦後，戦時下の薬事法は廃止され，新たな法律が昭和23（1948）年に公布された．この昭和23年の薬事法では，それまでまったく法律で規制されていなかった機械器具や衛生用品について，それらの品質を守るために医薬品と同様に規制の対象となった．これらは，医療機械というよりは，聴診器や注射器，

体温計などの器具が主体であったため，「医療用具」と称された．

昭和35（1960）年，国民の誰もが健康保険で医療を享受できる国民皆保険制度のスタートにあたり，「昭和23年薬事法」が廃止され，新しい薬事法が公布された．その後，サリドマイド事件や薬害エイズ事件など医薬品の副作用問題，人工呼吸器などによる医療事故などへの安全対策構築が積み上げられ，また医薬品や医療機器も急速に進歩，発展してきたことに伴い，法律の整備も進められてきた．

平成14（2002）年に公布された薬事法では，それまでの制度を一変させる改革が行われ，医療機器の呼称についても，「医療用具」から「医療機器」へと変更された．

そして平成25（2013）年11月27日に公布，平成26（2014）年11月25日に施行された医薬品医療機器等法では，最先端医療機器の開発や製品化を加速するための承認手続きの簡素化（QMS（quality management system）の合理化）や，一定の安全性を確認した再生医療製品の条件つき承認，ソフトウェア（単体プログラム）を医療機器に加えることも認められた．人体へのリスク度合いに応じて，医薬品医療機器総合機構（PMDA）の審査と厚生労働大臣の承認が必要だったが，民間の第三者機関が認証できる医療機器の範囲が広げられた．一方で，薬の副作用を記した添付文書の国への届け出を製薬会社に義務づけたり，医療機器メーカを許可制から登録制にすることなど，医薬品や医療機器の安全対策の強化が図られた．また，iPS細胞などを使った治療を規制する「再生医療等の安全性の確保等に関する法律（再生医療安全性確保法）」もあわせて施行され，これまで法規制のなかった再生医療や細胞治療の効果や安全性が監視できるようになる．ともに，わが国の医療産業の活性化を狙うもので，成長戦略の中心に位置づけられている．

2. 製造販売の承認制度の対象（第2条）

（定義）

第2条　この法律で，「医薬品」とは，次に掲げる物をいう．

一　日本薬局方に収められている物

二　人又は動物の疾病の診断，治療又は予防に使用されることが目的とされている物であつて，機械器具等（機械器具，歯科材料，医療用品，衛生用品並びにプログラム（電子計算機に対する指令であつて，1の結果を得ることができるように組み合わされたものをいう．以下同じ.）及びこれを記録した記録媒体をいう．以下同じ.）でないもの（医薬部外品及び再生医療等製品を除く.）

（中略）

4　この法律で「医療機器」とは，人若しくは動物の疾病の診断，治療若しくは予防に使用されること，又は人若しくは動物の身体の構造若しくは機能に影響を及ぼすことが目的とされている機械器具等（再生医療等製品を除く.）であつて，政令で定めるものをいう.
（中略）
9　この法律で「再生医療等製品」とは，次に掲げる物（医薬部外品及び化粧品を除く.）であつて，政令で定めるものをいう.
一　次に掲げる医療又は獣医療に使用されることが目的とされている物のうち，人又は動物の細胞に培養その他の加工を施したもの
イ　人又は動物の身体の構造又は機能の再建，修復又は形成
ロ　人又は動物の疾病の治療又は予防
二　人又は動物の疾病の治療に使用されることが目的とされている物のうち，人又は動物の細胞に導入され，これらの体内で発現する遺伝子を含有させたもの
（中略）
13　この法律で「製造販売」とは，その製造（他に委託して製造をする場合を含み，他から委託を受けて製造をする場合を除く．以下「製造等」という.）をし，又は輸入をした医薬品（原薬たる医薬品を除く.），医薬部外品，化粧品，医療機器若しくは再生医療等製品を，それぞれ販売し，貸与し，若しくは授与し，又は医療機器プログラム（医療機器のうちプログラムであるものをいう．以下同じ.）を電気通信回線を通じて提供することをいう.
（中略）
17　この法律で「治験」とは，第14条第3項（同条第15項及び第19条の2第5項において準用する場合を含む.），第23条の2の5第3項（同条第15項及び第23条の2の17第5項において準用する場合を含む.）又は第23条の25第3項（同条第11項及び第23条の37第5項において準用する場合を含む.）の規定により提出すべき資料のうち臨床試験の試験成績に関する資料の収集を目的とする試験の実施をいう.
（以下，省略）

製造販売の承認制度の対象

医薬品医療機器等法は，医薬品，医薬部外品，化粧品，医療機器，体外診断用医薬品，または再生医療等製品の品質，有効性および安全性の確保のため，その製造（輸入）販売，表示，広告など多岐にわたり規制をしている．医薬品や医薬部外品等の区別，概念については注意が必要である．再生医療等製品または生物由来製品の製造管理者についても対象としている.

平成25（2013）年改正では，「医療機器」に「プログラム及びこれを記録した記録媒体」が追記された．単体プログラムとは，汎用パソコン等にインストールすることで医療機器としての性能を発揮するプログラムであり，従前はハード部分に組み込まれた形で規制されていたが，改正によってプログラム単体で規制対象とされた．また，軟骨再生製品や癌免疫製品など，有効性が推察され一定の安全性が確認された再生医療等製品についても規制対象とされた．個人差を反映して品質が不均一にな

るため，有効性については一定数の限られた症例から従来より短期間で推定されることが期待されている．

製造販売（製造等）とは，自社の製品を市場に流通させることであり，提供はプログラムの使用許諾の行為のことをいう．

3. 医薬品医療機器等法における安全対策の強化

平成14（2002）年に公布，平成17（2005）年に施行された改正薬事法では，臨床工学技士の業務に深くかかわる医療機器に関係する部分について改正が行われた．医薬品，医療機器の品質，有効性および安全性の確保を目的に，薬事行政の国際的な整合性の必要，企業活動の多様化とグローバル化，科学技術（バイオ・ゲノム）の進歩などが背景にあった．

そして平成25（2013）年改正では，医薬品とは異なる医療機器ならではの開発特性をふまえ，名称に「医療機器」が盛り込まれた大きな改正となった．以下ではその改正内容を中心に，安全対策の仕組みや関係省令についてまとめる．医薬品医療機器等法では，次のような3つの骨子が掲げられた．

①医薬品，医療機器等にかかわる安全対策の強化（医薬品等の品質，有効性および安全性の確保等に係る責務を関係者に課す）　第1条

②医療機器の特性をふまえた規制の構築

医療機器の製造販売業・製造業について，医薬品等と章を区別して規定する．第5章

高度管理医療機器にも第三者機関による認証制度を適用する．

単体プログラムについて医療機器として規制対象とする．第2条

③再生医療等製品の特性をふまえた規制の構築（「再生医療等製品」を新たに定義するとともに，その特性をふまえた安全対策等の規制を設ける．有効性が推定され，安全性が認められれば，特別に早期に，条件および期限を付して製造販売承認を与えることを可能とする）

1) 医療機器とは何か？ ―「医療用具」から「医療機器」への名称変更―

第2条

4　この法律で「医療機器」とは，人若しくは動物の疾病の診断，治療若しくは予防に使用されること，又は人若しくは動物の身体の構造若しくは機能に影響を及ぼすことが目的とされている機械器具等（再生医療等製品を除く.）であつて，政令*で定めるものをいう．

（中略）

18　この法律にいう「物」には，プログラムを含むものとする．

keyword

第2条　4

政令とは医薬品医療機器等法施行令第1条のこと．

（医療機器の範囲）

第1条　医薬品医療機器等法（以下「法」という．）第2条第4項の医療機器は，別表第1のとおりとする．

別表第1（第1条関係）　機械器具―84種類

(1) 手術台及び治療台

(2) 医療用照明器

（中略）

(7) 内臓機能代用器

（以下，中略）

(84)

医療用品―6種類（例：エックス線フィルム，縫合糸）

歯科材料―9種類（例：歯科用金属）

衛生用品―4種類

（例：タンポン，コンドーム）

プログラム―3種類

①疾病診断用プログラム

②疾病治療用プログラム

③疾病予防用プログラム

プログラムを記録した記録媒体―3種類

機械器具のうち，とくに「診断，治療等に関わる有効性や性能，人への安全性，品質確保を図るために，一定の規制をする必要のある機械，器具」を医療機器として指定している．医療機器の目的は，疾病の診断，治療または予防に用いること，体の構造または機能に影響を及ぼすことである．具体的に医療機器を政令（施行令第1条（医療機器の範囲）別表第1）で指定しており，多種多様で10万種以上もある．一律に規制するのは現実的ではないため，本来の目的を考慮して，種類，使用用途，人体に及ぼすリスク度合いなどによって分類し，研究開発から，製造，販売，市販後段階まで，それぞれに応じた規制をしている．

2) 医療機器のリスク分類と特定保守管理医療機器及び特定医療機器

keyword

第2条　5

「厚生労働大臣」が指定するものとは，平成16年告示第298号（医薬品医療機器等法第2条第5項から第7項までの規定により厚生労働大臣が指定する高度管理医療機器，管理医療機器及び一般医療機器）である．

keyword

第2条　8

「厚生労働大臣」が指定するものとは，平成16年告示第297号（医薬品医療機器等法第2条第8項の規定により厚生労働大臣が指定する特定保守管理医療機器）である．

第2条

5　この法律で「高度管理医療機器」とは，医療機器であつて，副作用又は機能の障害が生じた場合（適切な使用目的に従い適正に使用された場合に限る．次項及び第7項において同じ）において，人の生命及び健康に重大な影響を与えるおそれがあることからその適切な管理が必要なものとして，厚生労働大臣が薬事・食品衛生審議会の意見を聴いて指定*するものをいう．

6　この法律で「管理医療機器」とは，高度管理医療機器以外の医療機器であつて，副作用又は機能の障害が生じた場合において人の生命及び健康に影響を与えるおそれがあることからその適切な管理が必要なものとして，厚生労働大臣が薬事・食品衛生審議会の意見を聴いて指定するものをいう．

7　この法律で「一般医療機器」とは，高度管理医療機器及び管理医療機器以外の医療機器であつて，副作用又は機能の障害が生じた場合においても，人の生命及び健康に影響を与えるおそれがほとんどないものとして，厚生労働大臣が薬事・食品衛生審議会の意見を聴いて指定するものをいう．

8　この法律で「特定保守管理医療機器」とは，医療機器のうち，保守点検，修理その他の管理に専門的な知識及び技能を必要とすることからその適正な管理が行われなければ疾病の診断，治療又は予防に重大な影響を与えるおそれがあるものとして，厚生労働大臣が薬事・食品衛生審議会の意見を聴いて指定*するものをいう．

（特定医療機器に関する記録及び保存）

第68条の5　人の体内に植え込む方法で用いられる医療機器その他の医療を提供する施設以外において用いられることが想定されている医療機器であつて保健衛生上の危害の発生又は拡大を防止するためにその所在が把握されている必要があるものとして厚生労働大臣が指定する医療機器（以下この条及び次条において「特定医療機器」という．）については，第23条の2の5の承認を受けた者又は選任外国製造医療機器等製造販売業者（以下この条及び次条において「特定医療機器承認取得者等」という.）は，特定医療機器の植込みその他の使用の対象者（次項において「特定医療機器利用者」という.）の氏名，住所その他の厚生労働省令で定める事項を記録し，かつ，これを適切に保存しなければならない.

医薬品医療機器等法では，医療機器をその種類，使用用途，人体に及ぼすリスク度合いなどによって分類し，それに応じた規制を行っている. リスクが高いもの，人体に及ぼす危険度が高いものほど規制が厳しく，製造販売承認や製造販売業許可の取得における審査が厳しい. 当該法では，国際分類との整合性の観点からこれにも準じて，3つのクラス（高度管理医療機器，管理医療機器，一般医療機器）に定義した（第2条第5～7項). それぞれの品目は，平成16年告示第298号（厚生労働大臣が指定する高度管理医療機器，管理医療機器及び一般医療機器）にて具体的に指定された.

また，一般の医療機器とは別に「特定保守管理医療機器」と称して医療機器を区別し，品質や安全性の管理の強化のために多くの上乗せ規制が設けられた. たとえば，一般医療機器であっても特定保守管理医療機器として指定された医療機器であれば，販売業または賃貸業には許可取得が必要であり，遵守事項も高度管理医療機器と同じ扱いとなる. 専門的な知識および技能がなければ適切に管理することができず，疾病の診断，治療または重大な影響を及ぼす影響がある医療機器（例：全身用X線CT診断装置，核医学診断用ポジトロンCT装置，汎用超音波画像診断装置）である. 高度管理医療機器，管理医療機器そして一般医療機器のなかから，クラス分類にかかわらず，特定保守管理医療機器の品目が具体的に指定された（平成16年告示第297号，厚生労働省).

「特定医療機器」は，医療機関の内外を問わずに利用され作動不良が生命の危機に直結してしまうため，予期せぬ不具合への緊急対応などのためにそれらの利用者をあらかじめ把握するための上乗せ規制の対象となる. 植込み型心臓ペースメーカや植込み型除細動器，機械式人工心臓弁などがある（平成26年告示第448号，厚生労働省).

3)「製造販売業の許可」
―製品の最終責任者は「製造販売業者」である―

第2条

13 この法律で「製造販売」とは，その製造（他に委託して製造をする場合を含み，他から委託を受けて製造をする場合を除く. 以下「製造等」という.）をし，又は輸入をした医薬品（原薬たる医薬品を除く.），医薬部外品，化粧品，医療機器若しくは再生医療等製品を，それぞれ販売し，賃貸し，若しくは授与し，又は医療機器プログラム（医療機器のうちプログラムであるものをいう. 以下同じ.）を電気通信回線を通じて提供することをいう．

（製造販売業の許可）

第12条　次の表の上欄に掲げる医薬品（体外診断用医薬品を除く．以下この章において同じ．），医薬部外品又は化粧品の種類に応じ，それぞれ同表の下欄に定める厚生労働大臣の許可を受けた者でなければ，それぞれ，業として，医薬品，医薬部外品又は化粧品の製造販売をしてはならない．

医薬品，医薬部外品又は化粧品の種類	許可の種類
第49条第1項に規定する厚生労働大臣の指定する医薬品	第1種医薬品製造販売業許可
前項に該当する医薬品以外の医薬品	第2種医薬品製造販売業許可
医薬部外品	医薬部外品製造販売業許可
化粧品	化粧品製造販売業許可

第5章　医療機器及び体外診断用医薬品の製造販売業及び製造業等

第1節　医療機器及び体外診断用医薬品の製造販売業及び製造業

（製造販売業の許可）

第23条の2　次の表の上欄に掲げる医療機器又は体外診断用医薬品の種類に応じ，それぞれ同表の下欄に定める厚生労働大臣の許可を受けた者でなければ，それぞれ，業として，医療機器又は体外診断用医薬品の製造販売をしてはならない．

医療機器又は体外診断用医薬品の種類	許可の種類
高度管理医療機器	第1種医療機器製造販売業許可
管理医療機器	第2種医療機器製造販売業許可
一般医療機器	第3種医療機器製造販売業許可
体外診断用医薬品	体外診断用医薬品製造販売業許可

2　前項の許可を受けようとする者は，厚生労働省令で定めるところにより，次の各号に掲げる事項を記載した申請書を厚生労働大臣に提出しなければならない．

（中略）

第6章　再生医療等製品の製造販売業及び製造業

（製造販売業の許可）

第23条の20　再生医療等製品は，厚生労働大臣の許可を受けた者でなければ，業として，製造販売をしてはならない．

（中略）

第7章　医薬品，医療機器及び再生医療等製品の販売業等

（中略）

第2節　医療機器の販売業，貸与業及び修理業

（高度管理医療機器等の販売業及び貸与業の許可）

第39条　高度管理医療機器又は特定保守管理医療機器（以下「高度管理医療機器等」という．）の販売業又は貸与業の許可を受けた者でなければ，それぞれ，業として，高度管理医療機器等を販売し，授与し，若しくは貸与し，若しくは販売，授与若しくは貸与の目的で陳列し，又は高度管理医療機器プログラム（高度管理医療機器のうちプログラムであるものをいう．以下この項において同じ.）を電気通信回線を通じて提供してはならない．ただし，高度管理医療機器等の製造販売業者がその製造等をし，又は輸入をした高度管理医療機器等を高度管理医療機器等の製造販売業者，製造業者，販売業者又は貸与業者に，高度管理医療機器等の製造業者がその製造した高度管理医療機器等を高度管理医療機器等の製造販売業者又は製造業者に，それぞれ販売し，授与し，若しくは貸与し，若しくは販売，授与若しくは貸与の目的で陳列し，又は高度管理医療機器プログラムを電気通信回線を通じて提供するときは，この限りでない．

製造販売業（メーカ）は，自社製品（医療機器や医薬品）の品質を保証し，市販後の安全対策を図りながら，自社製品を市場に出荷する業態である．製造販売業の許可者は厚生労働大臣であり，第23条の2の表に記載した業の種類がある．

製造販売業の許可の申請があった場合，不許可の基準（法第12条の2）に抵触していないか，①品質管理の基準，②製造販売，③安全管理の方法の適合性の審査が実施される．

4) 医療機器の承認

（医療機器及び体外診断用医薬品の製造販売の承認）

第23条の2の5　医療機器（一般医療機器並びに第23条の2の23第1項の規定により指定する高度管理医療機器及び管理医療機器を除く.）又は体外診断用医薬品（厚生労働大臣が基準を定めて指定する体外診断用医薬品及び同項の規定により指定する体外診断用医薬品を除く.）の製造販売をしようとする者は，品目ごとにその製造販売についての厚生労働大臣の承認を受けなければならない．

（中略）

（機構による医療機器等審査等の実施）

第23条の2の7　厚生労働大臣は，機構に，医療機器（専ら動物のために使用されることが目的とされているものを除く．以下この条において同じ.）又は体外診断用医薬品（専ら動物のために使用されることが目的とされているものを除く．以下この条において同じ.）のうち政令で定めるものについての第23条の2の5の承認のための審査，同条第6項，第7項，第9項及び第13項（これらの規定を同条第15項において準用する場合を含む.），前条第2項（次条第2項において準用する場合を含む.）並びに第23条の2の10の2第8項の規定による調査並びに第23条の2の6第1項の規定による基準適合証の交付及び同条第3項の規定による基準適合証の返還の受付（以下「医療機器等審査等」という）を行わせることができる．

keyword

医薬品医療機器総合機構 (Pharmaceuticals and Medical Devices Agency：PMDA)

平成16年4月に，それまでの国立医薬品食品衛生研究所医薬品医療機器審査センター，医薬品副作用被害救済・研究振興調査機構および医療機器センターの一部の業務を統合して創設された．おもに次のような業務が行われる．

①医薬品の副作用や生物由来製品を介した感染等による健康被害に対する救済制度の実施（健康被害救済）．

②医薬品や医療機器などの品質，有効性および安全性について，治験前から承認までの指導・審査（承認審査）．

③市販後における安全性に関する情報の収集，分析，提供（安全対策）．

④医薬品や医療機器の基礎的研究開発の振興（研究開発振興）．

http://www.pmda.go.jp/

keyword

第63条　(8)

ここでいう厚生労働省令とは，医薬品医療機器等法施行規則第222，223条である．以下に第222条を示す（第223条は歯科用金属の表示について規定している）．

医薬品医療機器等法施行規則（医療機器の直接の容器等の記載事項）第222条

法第63条第1項第8号の厚生労働省令で定める事項は，次のとおりとする．

(1) 高度管理医療機器，管理医療機器又は一般医療機器の別

(4) 特定保守管理医療機器にあっては，その旨

(5) 単回使用の医療機器にあっては，その旨

製造販売業の許可，製造業の許可が，医療機器等を製造販売する者，あるいは製造する者の資質を審査して与えられるものであるのに対し，「承認」は医療機器そのものがそれにみあう機能をもち，安全性に問題がないかなどが審査され，与えられるものである．したがって，医療機器を製造販売する場合には，対象とする医療機器個々の「製造販売承認」の取得と，それを製造するあるいは製造販売する者の「許可」の取得が必要になる．「承認」は厚生労働大臣の権限だが，平成14年改正において，承認審査及び調査等について，医薬品医療機器総合機構（PMDA）にて行うこととなった．さらに平成25年改正では，高度管理医療機器（クラスⅢ：不具合が生じた場合，人体へのリスクが比較的高いと考えられるもの）の一部についても，あらかじめ厚生労働大臣の登録を受けた民間の第三者認証機関が基準への適合性を認証する制度が拡充された．

5) 医療機器への表示事項の変更と添付文書

第5節　医療機器の取扱い

（直接の容器等の記載事項）

第63条　医療機器は，その医療機器又はその直接の容器若しくは直接の被包に，次に掲げる事項が記載されていなければならない．ただし，厚生労働省令で別段の定めをしたときは，この限りではない．

(1) 製造販売業者の氏名又は名称及び住所

(2) 名称

(3) 製造番号又は製造記号

（中略）

(8) 前各号に掲げるもののほか，厚生労働省令*で定める事項

2　前項の医療機器が特定保守管理医療機器である場合においては，その医療機器に，同項第1号から第3号まで及び第8号に掲げる事項が記載されていなければならない．ただし，厚生労働省令で別段の定めをしたときは，この限りではない．

第63条およびそれを受けた施行規則第222条では，医療機器を適切かつ安全に使用するために，医療機器本体またはその容器などに表示すべき事項が下記のように定められた．表示規制に関する変更をまとめたものを**表5-1**に示す．この表示義務は製造販売業者にある．

①製造販売業者の氏名または名称および住所

②医療機器の名称

③製造番号または製造記号

④高度管理医療機器，管理医療機器または一般医療機器の別

⑤特定保守管理医療機器の場合はその旨

⑥単回使用の医療機器（一回限りの使用で使い捨てる医療機器をいう．）の場合は，その旨

⑦その他必要な事項

表5-1　医療機器に係る表示規制の変更

表示規制の改正の主な項目（医療機器全般）			上乗せ規制（特定保守管理医療機器に限る）
	旧法	改正後	新設
製造業者名	すべて	すべて	直接表示
医療機器の名称		新設	直接表示
製造番号または製造記号	指定するもの	すべて	直接表示
重量，容量または個数等の内容量	指定するもの	指定するもの	
使用期限	指定するもの	指定するもの	
その他省令で定める事項（別途検討）	個別に定める	個別に定める	直接表示

（容器等への符号等の記載）

第63条の2　医療機器（次項に規定する医療機器を除く．）は，その容器又は被包に，電子情報処理組織を使用する方法その他の情報通信の技術を利用する方法であつて厚生労働省令で定めるものにより，第68条の2第1項の規定により公表された同条第2項に規定する注意事項等情報を入手するために必要な番号，記号その他の符号が記載されていなければならない．ただし，厚生労働省令で別段の定めをしたときは，この限りでない．

2　主として一般消費者の生活の用に供されることが目的とされている医療機器その他の厚生労働省令で定める医療機器は，これに添付する文書又はその容器若しくは被包に，当該医療機器に関する最新の論文その他により得られた知見に基づき，次に掲げる事項が記載されていなければならない．ただし，厚生労働省令で別段の定めをしたときは，この限りでない．

一　使用方法その他使用及び取扱い上の必要な注意

二　厚生労働大臣の指定する医療機器にあつては，その保守点検に関する事項

三　第41条第3項の規定によりその基準が定められた医療機器にあつては，その基準において当該医療機器の品質，有効性及び安全性に関連する事項として記載するように定められた事項

（以下，省略）

医療機器の誤使用や，設置後の保守点検が不十分なために起こる不具合などによる事故が多いという経緯から，医療機器の添付文書（図5-1）には，①使用方法や取り扱い上の注意，②人工血管など規格が定められた機器・機材についてはその指定記載事項，③輸液ポンプや遠心

血液ポンプシステムなどの特定保守管理医療機器については保守点検に関する事項，などを記載することが規定された．

第63条の2を受けて，さらに詳細な記載要領が平成17（2005）年3月10日付，改正薬事法施行にあわせ，薬食発第0310003号・医薬食品局長通知と，薬食安発第0310001号・医薬食品局安全対策課長通知において示されている．①作成または改訂年月日，②承認番号等，③類別および一般名称，④販売名，⑤警告，⑥禁忌・禁止，⑦形状・構造および原理等，⑧使用目的，効能または効果，⑨品目仕様等，⑩操作方法または使用方法等，⑪使用上の注意，⑫臨床成績，⑬貯蔵・保管方法および使用期間等，⑭取り扱い上の注意，⑮保守・点検に係わる事項，⑯承認条項，⑰包装，⑱主要文献および文献請求先，⑲製造販売業者及び製造業者の氏名または名称および住所等．

さらに平成25年改正では，添付文書を公的な文書として承認対象とはしないまでも，製造販売業者にあらかじめ届け出る義務を課す制度に改められた．

添付文書は，メーカが保有する情報と信頼性に裏付けされているため，臨床工学技士などユーザが医療機器を使用するうえで，もっとも基本的な安全性情報であるといえる．添付文書は，各製造販売業者のWebに掲載されているが，医薬品医療機器総合機構（PMDA）においても網羅されて情報提供されている．添付文書を通じて製造販売業者側も行政と協同して安全対策に努めており，臨床工学技士などのユーザ側は添付文書を精読し，医療機器の誤使用など不具合が起こらないように努めなければならない．

6)「再生医療等製品」「生物由来製品」の安全確保対策の充実

第2条

9　この法律で「再生医療等製品」とは，次に掲げる物（医薬部外品及び化粧品を除く．）であつて，政令*で定めるものをいう．

一　次に掲げる医療又は獣医療に使用されることが目的とされている物のうち，人又は動物の細胞に培養その他の加工を施したもの

イ　人又は動物の身体の構造又は機能の再建，修復又は形成

ロ　人又は動物の疾病の治療又は予防

二　人又は動物の疾病の治療に使用されることが目的とされている物のうち，人又は動物の細胞に導入され，これらの体内で発現する遺伝子を含有させたもの

10　この法律で「生物由来製品」とは，人その他の生物（植物を除く．）に由来するものを原料又は材料として製造をされる医薬品，医薬部外品，化粧品又は医療機器のうち，保健衛生上特別の注意を要するものとして，厚生労働大臣が薬事・食品衛生審議会の意見を聴いて指定*するものをいう．

keyword

第2条　9

政令とは医薬品医療機器等法施行令第1条の2のこと．
（再生医療等製品の範囲）
第1条の2　法第2条第9項の再生医療等製品は，別表第2のとおりとする．
別表第2（第1条の2関係）
ヒト細胞加工製品
一　ヒト体細胞加工製品
二　ヒト体性幹細胞加工製品
三　ヒト胚性幹細胞加工製品
四　ヒト人工多能性幹細胞加工製品
動物細胞加工製品
（以下，省略）

2017年6月1日改訂（第3版 新記載要領に基づく改訂）
＊2017年4月7日改訂（第2版）

承認番号　22700BZX00013000

機械器具　7　内臓機能代用器
高度管理医療機器　人工心肺用システム　35099000
（体外循環装置用遠心ポンプ駆動装置　70523000）

特定保守管理医療機器

メラ遠心血液ポンプシステム

【警告】
使用方法
1. 通常は商用電源からの電源供給にて使用すること。[バッテリは補助電源であり、消費されていると緊急時に動作を維持できず、循環停止する可能性がある]
2. 15A以上の容量を有し、かつ形状が一致した商用電源から直接電源供給を受けること。[コンセントの加熱（発火）や停電の発生、故障の原因となる]
3. 本装置は薬液などの液体が多量にかかると作動停止に至る可能性があるので注意すること。[故障を生じる可能性がある]（主要文献1参照）

【形状・構造及び原理等】

形状
全体　システム架台（電子ブレンダを含む）に、遠心ポンプドライバユニット、モータユニット、オートクランプ、シグナルタワーを設置したもの。
遠心ポンプドライバユニットはシステム架台から取り外して使用することができる。

外観図

遠心ポンプドライバユニット
シグナルタワー
モータユニット（メラ遠心ポンプシリーズ用）
オートクランプ
非常用手回し器及び非常用手回し器アダプタ　メラ遠心ポンプシリーズ用
システム架台（電子ブレンダを含む）

1. 構成
本装置には、以下の構成品が用意されている。
今回納入した製品に存在していない構成品も本書に記載されている。

名　称	主　な　機　能　・　特　徴
遠心ポンプドライバユニット	単回使用遠心ポンプを駆動させるためのコントローラ。遠心ポンプの操作の入力、表示、設定、循環状態の各種のモニタリングを行う。遠心ポンプを駆動させるためのモータユニット、オートクランプ、各種センサが接続される。非常用のバッテリを内蔵する。
モータユニット	遠心ポンプドライバユニットに接続され、単回使用遠心ポンプを設置し駆動させる。 種類（対応する単回使用遠心ポンプ用） ・メラ遠心ポンプ用 ・遠心血液ポンプ用
オートクランプ	遠心ポンプドライバユニットに接続し、送血回路に設置され動作や警報の状態によって体外循環回路のチューブを狭窄して閉塞する。
バブル・フローセンサ	体外循環回路に設置することにより、気泡の検知、流量の測定を行う。 種類（対応するチューブサイズ用） ・1/2インチ×3/32インチ用 ・3/8インチ×3/32インチ用 ・5/16インチ×3/32インチ用 ・1/4インチ×3/32インチ用
酸素飽和度センサ	体外循環回路に設置された専用セルに設置することにより、酸素飽和度、ヘマトクリットの測定を行う。
システム架台	システムをバックアップする無停電電源と冷温水槽を内蔵し、遠心ポンプドライバユニットを搭載し、各種のオプション機能を設置することが可能な架台。
拡張ユニット	システム架台に設置することにより、循環状態の各種のモニタリング機能を増設する。追加されたモニタの内容は、通信により遠心ポンプドライバユニットに表示される。
電子ブレンダ	システム架台に設置することにより、人工肺に吹送する酸素と空気の混合ガスのコントロールを行う。
シグナルタワー	遠心ポンプドライバユニットに接続し循環状態や装置で発生した警報等を知らせる表示灯。
非常用手回し器	手回しハンドルで回すことにより接続されたアダプタの遠心ポンプを回転させる。 種類（対応する単回使用遠心ポンプ用） ・メラ遠心ポンプ用 ・遠心血液ポンプ用
非常用手回し器アダプタ	手回し器の回転を設置された遠心ポンプに伝達する。 種類（対応する単回使用遠心ポンプ用） ・メラ遠心ポンプ用 ・遠心血液ポンプ用

取扱説明書を必ずご参照ください
1/4

文書管理番号：AH-2066-03

日本医療器材工業会：人工心肺装置の標準的接続方法およびそれに応じた安全教育等に関するガイドライン（主要文献2参照）
2. MRI等の高磁場環境で使用しないこと。[機器が正常に動作しない]
3. 本装置に対して放射線等を照射しないこと。[故障などの原因になることがある]
4. 装置の故障等の緊急時に対応できる準備、手回し、電源ケーブル、バックアップ等の確認をしておくこと。
[体外循環が維持できなくなるため]
5. 本装置は救急車内、航空機内では使用しないこと。[救急車内、航空機内で使用するための規格に適合しない] 医師の判断により緊急時にやむを得ず、救急車等に本システムを搭載して患者を移送する場合は、必ず救急車等の供給電力が、搭載するすべての電気機器の総消費電力を上回っていることを確認すること。
6. 衝撃が加えられた場合は外観に異常が認められない場合であっても内部が破損し、本医療機器が有する機能や性能が得られない可能性があるため、点検確認の上で使用すること。
7. 他の医療機器と組合わせて使用する際は、安全確認を行ってから使用すること。
8. 本装置ならびに付属品にEOG・高圧蒸気などの滅菌をしないこと。[故障などの原因となる]
9. 本装置は手持ち形機器としては使用しないこと。[手持ち形機器としての落下試験は適合しない]
10. 電源はコンセントに単独で接続し、延長コードによる延長や他の機器との併用は行わないこと。
11. アルコール・シンナー・ホルマリンなどの有機溶剤では拭かないこと。また、オゾン・紫外線の影響下に置かないこと。[樹脂製部品の割れや変形・変色などの原因となる]
12. 本装置は常時商用コンセント（AC100V）に電源プラグを接続し、充電をしておくこと。[充電が不完全な場合、本装置が起動しないことや停電時にバックアップしないことがある]
13. 電源を投入したままバブル・フローセンサのコネクタを抜き差ししないこと。[センサが故障することがある]
14. システム電源ケーブル、システム通信ケーブルを除くコネクタ・プラグの着脱及び組み立て・設置は、起動スイッチをオフにして行うこと。[故障の原因となる]
15. 各付属機器の設置、固定、コネクタ・プラグの接続は十分に確認を行い、落下や脱落等が起こらないようにすること。
[動作、性能、安全性を保障できない]
16. 本医療機のキャスタで電源線や信号線を踏みつけないこと。

不具合・有害事象
1. 重大な有害事象
(1) 溶血
(2) 血栓塞栓
(3) 塞栓

【保管方法及び有効期間等】
保管の条件
1. 使用条件
周囲温度：15～30℃
相対湿度：30～75%
気圧：700～1060hPa
2. 保管条件
周囲温度：0～50℃
相対湿度：20～85%
気圧：700～1060hPa

4/4

有効期間
耐用年数：7年［自己認証（当社データ）による］
[弊社指定の保守点検及び定期交換部品の交換を実施した場合]

【保守・点検に係る事項】
使用者による保守点検事項
点検方法、清掃等具体的な内容については取扱説明書を参照すること。
点検頻度：毎回

業者による保守点検事項
定期点検については、取扱説明書を参照すること。
点検頻度：1年に1度
定期点検は製造販売業者が行うので、弊社へ依頼すること。

【主要文献及び文献請求先】
主要文献
1. 生命維持を目的とする医療用具の自主点検について
（医薬安発第1209002号、平成14年12月9日）

2. 「人工心肺装置の標準的接続方法およびそれに応じた安全教育等に関するガイドライン」の送付及び人工心肺装置等に係る「使用上の注意」の改訂について
（薬食安発第0427004号、平成19年4月27日）

【製造販売業者及び製造業者の氏名又は名称等】
製造販売業者及び製造業者
泉工医科工業株式会社
埼玉県春日部市浜川戸2-11-1
お問い合わせ先　（文献請求先も同じ）
泉工医科工業株式会社　商品企画
TEL 03-3812-3254　FAX 03-3815-7011

文書管理番号：AH-2066-03

図5-1　添付文書例
（泉工医科工業(株)，高度管理医療機器　人工心肺用システム　特定保守管理医療機器　メラ遠心血液ポンプシステム添付文書より）

keyword

第2条　10, 11

「厚生労働大臣」が指定するものとは，平成15年厚労省告示第209号（厚生労働大臣が指定する生物由来製品及び特定生物由来製品）を指す．

> 11　この法律で「特定生物由来製品」とは，生物由来製品のうち，販売し，貸与し，又は授与した後において当該生物由来製品による保健衛生上の危害の発生又は拡大を防止するための措置を講ずることが必要なものであって，厚生労働大臣が薬事・食品衛生審議会の意見を聴いて指定*するものをいう．

生物由来製品には，人や動物の臓器を原材料とした人全血液，ブタ心臓弁，ウシ心のう膜弁，細胞培養表皮シート（ヒト自家移植組織：ウシ血清，マウス由来細胞およびブタ膵臓由来トリプシンを使用）などがあり，第2条で規定されている．これらについては，医療機器に起因する感染症や2次感染を防止し被害を最小限におさえるため，「生物由来製品」「特定生物由来製品」としての特別枠を作り，一般の医療機器の安全対策に加え，さらに厳しい安全対策を課している（上乗せ）．血液製剤によるHIV（human immunodeficiency virus；ヒト免疫不全ウイルス）感染が社会的問題となったが，感染症はその疾患によっては，医療機器や医薬品を使用した人だけではなく，その周辺の人々への2次感染の可能性もあり，社会的な影響が非常に大きいためである．

こうした感染症を防ぐためには，病原菌に汚染された原材料が使用されることのないような管理体制を確立すること，製造過程のウイルス等の除去処理の方法を確立することが重要であるが，万が一汚染された製品が出荷されてしまった場合，感染症の広がりを最小限にとどめるための緊急的な措置がとれる態勢を作らなければならない．

4. 医療機器の安全対策の仕組みと関係省令

> （許可の基準）
> **第23条の2の2**
> 次の各号のいずれかに該当するときは，前条第1項の許可を与えないことができる．
> (1) 申請に係る医療機器又は体外診断用医薬品の製造管理又は品質管理に係る業務を行う体制が，厚生労働省令*で定める基準に適合しないとき．
> （医療機器及び体外診断用医薬品の製造販売の承認）
> 第23条の2の5
> 2　次の各号のいずれかに該当するときは，前項の承認は，与えない．
> （中略）
> (3) 申請に係る医療機器又は体外診断用医薬品の名称，成分，分量，構造，使用方法，効果，性能，副作用その他の品質，有効性及び安全性に関する事項の審査の結果，その物が次のイからハまでのいずれかに該当するとき．
> イ　申請に係る医療機器又は体外診断用医薬品が，その申請に係る効果又は性能を有すると認められないとき．
> ロ　申請に係る医療機器が，その効果又は性能に比して著しく有害な作

keyword

第23条の2の2 (1)

厚生労働省令とは，平成16年厚労省告示第169号（医療機器及び体外診断用医薬品の製造管理及び品質管理の基準に関する省令）を指す．

keyword

第23条の2の2 (3) ハ

厚生労働省令とは，平成16年厚労省告示第136号（医薬品，医薬部外品，化粧品及び医療機器の品質管理に関する省令）を指す．

keyword

GLP (Good Laboratory Practice)

医療機器の安全性に関する非臨床試験の実施の基準に関する省令．平成17（2005）年3月23日，厚生労働省令第37号．

keyword

GCP (Good Clinical Practice)

医薬品の臨床試験の実施の基準に関する省令. 平成9(1997)年，厚生労働省令第28号．

keyword

QMS (Quality Management System)

医療機器及び体外診断用医薬品の製造管理及び品質管理の基準に関する省令．平成16年（2004年）12月17日，厚生労働省令第169号．

用を有することにより，医療機器として使用価値がないと認められるとき．

ハ　イまたはロに掲げる場合のほか，医療機器又は体外診断用医薬品として不適当なものとして厚生労働省令*で定める場合に該当するとき．

医療機器の安全対策の仕組みは，製造販売開始前と製造販売開始後の2つに大別される．

前者の中心は，製造販売の承認制度，製造業の許可制度，製造販売業の承認・許可制度であり，以下に分類される．

①製造販売の承認の審査制度：申請資料の信憑性の確保（理化学試験，非臨床試験，臨床試験に関する各種基準（GLP，GCP）の遵守）

②製造業の許可制度：製造管理体制の確保（QMSの遵守）

③製造販売業の承認・許可制度：製造販売管理体制の確保（GQPの遵守）

製造販売開始後（市販後）においては，いわゆるPost Marketing Surveillance（PMS）制度がある．

このように，医療機器の製造前の研究，開発段階から，ユーザによる使用に至るまでの間における「医療機器の安全性」に関して，各種の基準（省令）を制定し，その適正化を図っている．

keyword

GQP（Good Quality Practice）

医薬品，医薬部外品，化粧品及び医療機器の品質管理の基準に関する省令．平成16(2004)年9月22日，厚生労働省令第136号．薬事法第12条の2第1号（許可の基準）に規定する厚生労働省令に相当する．GQPでは，製造販売業者における医療機器の品質管理の基準として，質を確保するために行う市場への出荷管理，製造に関する業務を行う者に対する管理監督，品質などに関する情報および品質不良などの処理・回収処理，その他製品の品質管理に必要な業務を規定している．

keyword

GVP (Good Vigilance Practice)

医薬品，医薬部外品，化粧品，医療機器及び再生医療等製品の製造販売後安全管理の基準に関する省令．平成16(2004)年，厚生労働省令第135号．

2　毒物及び劇物取締法

1) 目的（第1条）

毒物及び劇物取締法は，人への毒性の他，引火性・発火性・爆発性が高い等取り扱いに注意が必要な化学物質を毒物や劇物に指定し，保健衛生の見地から種々の規制を行っている．

2) 定義（第2条）

①毒物とは，医薬品および医薬部外品以外のもので，シアン化水素（いわゆる青酸），パラチオン，水銀，ヒ素，ジニトロクレゾール，セレン，ニコチン等（別表第1）が指定されている．

②劇物とは，医薬品及び医薬部外品以外のもので，塩化水素（いわゆる塩酸），水酸化ナトリウム，アンモニア，フェノール，ホルムアルデヒド等（別表第2）が指定されている．

③特定毒物とは，四アルキル鉛，パラチオン等（別表第3）である．

3）禁止規定（第3条）

毒物・劇物の製造・販売・輸入は，登録を受けた者でなければならない．特定毒物については許可が必要である．

4）特定毒物研究者（第3条の2）

研究所所在地の知事の許可を受けた，特定毒物研究者は，学術研究のため，特定毒物を製造・使用できる．

5）毒物劇物取扱責任者（第7，8条）

製造所･営業所･店舗ごとに，毒物劇物取扱責任者を置くこととされ，毒物劇物取扱者試験の合格等一定の要件を満たした者とされている．

6）取り扱い，届け出（第10，11，17条）

毒物劇物を取り扱う営業者（事業者）や特定毒物研究者に対し，保管や運搬の際の，毒物劇物の盗難や紛失，飛散・漏れ・流出・しみ出し等を防ぐよう定めている．また，その取り扱いにより，不特定・多数の者に危害が生じるおそれがある場合等，ただちに，保健所・警察署・消防機関に届け出るとともに，必要な応急処置をとるよう定めている．その他，営業者や研究者の氏名・住所や設備の変更，営業・研究の廃止等の際の届け出義務を課している．

7）毒物劇物の表示（第12条）

毒物劇物については，容器・被包や貯蔵・陳列場所に，「医薬用外」の文字および毒物については「毒物」，劇物については「劇物」の文字を表示しなければならない（毒物は，赤地に白色，劇物は，白地に赤色）．また，販売・授与の際には，毒物劇物の名称，成分・含量，解毒剤の名称等を表示しなければならない．

8）毒物及び劇物の保管管理（昭和52年3月26日，薬発第313号，各都府県知事あて厚生省薬務局長通知）

毒物劇物については，その保管管理を徹底するため毒物劇物の特定毒物研究者・業務上取扱者に対し，以下の措置を行うよう定めている．

①毒物劇物を貯蔵，陳列等する場所は，その他と明確に区分された毒物劇物専用のものとし，かぎをかける設備等のある堅固な施設とすること

②貯蔵，陳列等する場所については，盗難防止のため敷地境界線から十分離すかまたは一般の人が容易に近づけない措置を講ずること

③毒物劇物取扱責任者は，毒物劇物授受の管理，貯蔵，陳列等されている毒物劇物の在庫量の定期的点検および毒物劇物の種類等に応じての使用量を把握すること

④特定毒物研究者についても同様の措置を講ずること
⑤毒物劇物の譲渡手続きや交付の制限を遵守すること
⑥毒物劇物の盗難または紛失時の警察署への届け出の励行すること

3 麻薬及び向精神薬取締法

1) 目的（第1条）

この法律は，麻薬および向精神薬の輸入，輸出，製造，製剤，譲り渡しについて取り締まりを行い，麻薬中毒者の医療や麻薬および向精神薬の濫用を防止することを目的としている．

2) 定義（第2条）

この法律で麻薬中毒とは，麻薬・大麻・あへんの慢性中毒をいう．

麻薬とは，コカイン，コカ葉，コデイン，ヘロイン，モルヒネ，オキシコドン，ジヒドロエトルフィン，レミフェンタニル等が規定されている（第2条別表第1）．

向精神薬とは，フェノバルビタール，ペントバルビタール，ジアゼパム，オキサゾラム，クロチアゼパム，クロルジアゼポキシド，バルビタール，ニトラゼパム，メチルフェニデート，ペンタゾシン等が規定されている（第2条別表第3）．

他に，麻薬診療施設，麻薬研究施設，麻薬輸入業者，麻薬製造業者，麻薬施用者，麻薬管理者，麻薬研究者等についてそれぞれ定義されている．向精神薬についても同様に定義されている．

3) 免許，禁止行為，帳簿・記録，届出・登録

麻薬施用者は，都道府県知事の免許を受けて，疾病の治療の目的で，業務上麻薬を施用・交付し，または処方せんを交付する．麻薬管理者は，都道府県知事の免許を受けて，麻薬診療施設の麻薬を業務上管理する（第3条）．麻薬の禁止行為としては，輸入，輸出，製造，製剤，小分け，譲り渡し・受け，交付，施用，所持，廃棄が規定されている（第12条）．また，所持や広告も禁止されている（第28，29条）．麻薬の管理については，帳簿を備え，施用の記録，都道府県知事への毎年の届け出等が規定されている（第37～49条）．また，医師は，患者が麻薬中毒者であると診断した際には知事に届け出なければならない（第58条の2）．

4　大麻取締法

1）規制

大麻とは，大麻草（カンナビス・サティバ・エル）およびその製品をいう．大麻草の成熟した茎や種子およびその製品は規制対象外である．大麻草の葉などを乾燥させたものがいわゆるマリファナである．

2）大麻取扱者（第2条）

大麻取扱者とは，大麻栽培者および大麻研究者をいう．いずれも，都道府県知事の免許を受けることが規定されている．

3）所持，栽培，譲り受け・渡し，輸入，輸出，製造，交付，広告の禁止等（第3, 4条）

種々の禁止項目が規定されている．大麻の所持等は，大麻取扱者でなければ禁止されている．大麻の輸入または輸出の許可を受けようとする大麻研究者は，都道府県知事を経由して厚生労働大臣に申請書を提出しなければならない．このような規制のため，わが国では医療目的であっても大麻を使用していない．

5　安全な血液製剤の安定供給の確保等に関する法律（血液法）

keyword

血友病

凝固因子（第Ⅷ・Ⅸ因子）の不足により，頻回の出血，関節拘縮等をきたす疾患．血液製剤の使用により治療法が確立されている．

1）背景

1980年頃，血友病患者に使用した非加熱の輸入血液製剤によるHIV感染（約1,400人以上）や，手術や出産の際に用いた止血剤によるC型肝炎ウイルス感染から，慢性肝炎や肝癌などの薬害が生じた（約1万人）．この際，製薬企業や国の責任が問われ，種々の対策が進んできた．しかしながら，人の血液に含まれる未知の感染症については，現在でも危険性を排除することができない．このようななか，この法律は，血液製剤の安全性の向上，および安定供給の確保，適正な使用の推進を目的として，有料の採血（売血）より安全性の高い献血への協力者やその健康の保護および輸血製剤や血液製剤の適正利用について種々の規定を定めている．

2) 定義，基本理念，医療者の責務（第2, 3, 8条）

血液製剤とは，人体から採取された血液を原料として製造される医薬品のことで，その原料である人の血液の特性から，感染症などに対する安全性の向上に常に配慮することが求められる．このため，血液製剤は国内での自給を基本とし，安定的な供給が求められる．血液製剤が，献血による貴重なものであることから，適正な使用や公正性，透明性の確保が求められる．医療者は，血液製剤に関する安全性の情報収集や危険性についての情報提供に努めなければならない．

臨床とのつながり

血液製剤の国内自給

国内で使用される血液製剤は，原則として国内の献血を原料として製造すること．感染症のリスクが高い売血（有料での採血）を使用しないための施策．

3) 採血の制限（第12, 13, 16条）

医薬品や，医療機器，再生医療等製品の製造，研究開発や，病院（診療所）における治療行為としての輸血，医学的検査などを除いて，業（繰り返し行われる行為のこと）としての人体から採血が禁止されている．また，有料での採血や血液の提供の斡旋（あっせん）も禁止されている．

参考文献

1）福田　誠：医薬品医療機器等法および関連法.「臨床工学講座　関係法規.（増補）」. 生駒俊和，出渕靖志，中島章夫編. pp.31～42，医歯薬出版，2022.

2）東　敏昭，渡邉聖二：関係法規.「臨床工学技士標準テキスト．第4版」. 小野哲章，堀川宗之，峰島三千男，吉野秀朗編. pp.38～44，金原出版，2022.

3）中島章夫：医用機器安全管理学　関係法規.「臨床工学技士標準テキスト．第4版」. 小野哲章，堀川宗之，峰島三千男，吉野秀朗編. pp.601～609，金原出版，2022.

4）薬機法研究会編：よくわかる薬機法. 令和改正編2〈令和3年8月施行版〉，薬事日報社，2021.

5）e-Gov法令検索
https://elaws.e-gov.go.jp/（2023.2.10閲覧）

6）團野浩編：詳説　薬機法. 第3版薬事法から医薬品医療機器法へ. ドーモ，2014.

第6章 保健衛生法規

1 健康増進法

1) 背景

わが国における急速な高齢化の進展および疾病構造の変化に伴い，国民の健康の増進の重要性が著しく増大してきたことから，2002年に制定された．法律は，国民健康・栄養調査や，健康日本21（21世紀における国民健康づくり運動），地域自治体の健康診査（健康診断），生活習慣相談といった保健指導，受動喫煙の防止について定めている．

keyword

健康日本21

健康増進法に基づく，21世紀の国民健康づくり運動で，健康寿命の延伸と健康格差の縮小を目指し，生活習慣病の発症予防・重症化予防等が施策となっている．

2) 目的，責務（第1～6条）

法律の目的は，国民の健康の増進の総合的な推進に関し基本的な事項を定めるとともに，国民の栄養の改善及び健康の増進を図るための措置により，国民の保健の向上を図ることである．国民には，健康な生活習慣の重要性に対する関心と理解を高め，生涯にわたって，自らの健康状態を自覚するとともに，健康の増進に努めるよう求めている．国や地方自治体，健康保険組合・共済組合，事業者，学校，医療機関に対し，正しい知識の普及や情報公開，研究の推進，人材の養成，相談などの，健康増進に係る事業の推進や組織相互間の連携に努めるよう定めている．

3) 基本方針，都道府県健康増進計画，市町村健康増進計画（第7, 8条）

厚生労働大臣は基本方針を定めるものとされ，国民の健康増進の総合的な推進を図るための，基本的な方向性や目標，基本的な事項に加え，食生活，運動，休養，飲酒，喫煙，歯の健康の保持など，生活習慣に関する正しい知識の普及について定める．また，都道府県および市町村は，それぞれの健康増進計画を定める．

keyword

健康診査

市町村や事業者が行ういわゆる健康診断のことで，法令の規定に基づくもののこと．

keyword

国民健康・栄養調査

毎年11月実施の法定の調査．身長，体重をはじめ，食事，運動等の生活習慣等について，約1.8万人を対象に行われる．

4) 健康診査，国民健康・栄養調査，保健指導（第9～18条）

厚生労働大臣は，国民の健康増進に関し自主的な努力を促進するため，健康診査や健康手帳に関し，健康診査等指針を作成する．

国民健康・栄養調査は，国民の健康増進の基礎資料として，保健所が実施する．あわせて，国は，食事摂取基準を定める．

市町村は，住民の健康増進のため，医師，保健師，管理栄養士などが栄養や生活習慣の改善のための相談，栄養指導，保健指導を行う．病院や診療所への業務委託も行われる．

keyword

食事摂取基準

生活習慣病や高齢者のフレイル等の予防のため，摂取することが望ましい栄養摂取量のこと．5年ごとに改定される．

5）受動喫煙の防止（第25, 29条）

国や地方公共団体は，望まない受動喫煙が生じないよう，受動喫煙に関する知識の普及など受動喫煙の防止に努めなければならないと定めている．また，特定施設の喫煙禁止場所において喫煙をしてはならないと定めている．特定施設とは，受動喫煙により健康を損なうおそれが高い者である20歳未満の者，患者，妊婦が主たる利用者である施設（健康増進法施行令の一部を改正する政令）で，学校，病院，児童福祉施設など法令に基づく施設や行政庁舎が対象である．

keyword

受動喫煙

非喫煙者がたばこの煙や喫煙者の呼気を吸い込むこと．副流煙の方が主流煙よりも有害物質が多い．

参考文献

1）厚生労働省HP「なくそう望まない受動喫煙」対象となる特定施設について．https://jyudokitsuen.mhlw.go.jp/business/restaurant/type_3.php

2 感染症の予防及び感染症の患者に対する医療に関する法律（感染症法）

1）背景（附則）

人類は，これまで，ペスト，痘そう，コレラ等の感染症により多大の苦難を経験してきた．医学・医療の進歩や衛生水準の著しい向上により，多くの感染症が克服されてきたが，新型コロナウイルスなど新たな感染症の出現や既知の感染症の再興により，新たな形で，今なお人類に脅威を与えている．このような状況のなか，感染症患者の人権を尊重しつつ，良質かつ適切な医療を提供し，感染症に迅速に対応することが求められている．この法律は，感染症の予防および感染症患者に対する医療に関する総合的な施策の推進を図るものである．

keyword

ペスト

14世紀，ヨーロッパで大流行し，黒死病といわれた．抗生剤が有効．アフリカ，アジア，中国，北米・南米の山岳地帯にペスト発生地域がある．

keyword

痘そう

天然痘ウイルスによる感染症．皮疹，空気感染で致死率が高い，ワクチンが有効などの特徴がある．すでに根絶されており，テロ対策として重要．

2）目的（第1条）

この法律は，感染症の予防および感染症患者に対する医療に関し必要な措置を定めることにより，感染症の発生を予防し，およびそのまん延の防止を図り，もって公衆衛生の向上および増進を図ることを目的とする．

3) 基本理念（第2条）

感染症の発生の予防およびそのまん延の防止を目的として，国および地方公共団体が講ずる施策は，国際的動向をふまえ，保健医療を取り巻く環境の変化，国際交流の進展等に即応し，感染症の患者の人権を尊重しつつ，迅速で的確な対応ができるよう，総合的かつ計画的に推進されることを基本理念とする．

4) 国および地方公共団体の責務，国の基本指針，都道府県の予防計画（第3, 10条）

国および地方公共団体は，感染症に関する正しい知識の普及や，情報の収集・整理・分析・提供，研究の推進，検査能力の向上，感染症予防に係る人材の養成・資質の向上，感染者の人権の尊重を図るとともに，感染症患者が良質かつ適切な医療を受けられるよう必要な措置を講ずると定められている．

また，国は，感染症の予防を総合的に推進するための基本指針を定め，都道府県は予防計画を定めている．

5) 国民の責務（第4条）

国民は，感染症に関する正しい知識をもち，その予防に必要な注意を払うよう努めるとともに，感染症の患者等の人権が損なわれることがないようにしなければならないと定めている．

keyword

感染症患者の人権侵害

感染症や患者・家族・医療従事者に対する，偏見や差別，プライバシーの侵害のこと．正しい知識や関心をもつこと，理解を深めることが重要．

6) 医師等の責務（第5条）

医師および医療関係者は，国および地方公共団体の施策に協力し，その予防に寄与するよう努めるとともに，感染症の患者の状況を深く認識し，良質かつ適切な医療を行うとともに，適切な説明により患者等の理解を得るよう努めなければならないと定めている．また，獣医師に対しては，予防施策への協力や，動物等取扱業者に対する輸入，保管，貸出，販売，展示する動物に対する感染症予防の必要な措置をとるよう義務づけている．

7) 感染症の定義と分類（第6条）

この法律において「感染症」とは，一類感染症，二類感染症，三類感染症，四類感染症，五類感染症，新型インフルエンザ等感染症，指定感染症および新感染症をいう．

①一類感染症：感染力や重篤性から危険性がきわめて高い感染症で，原則入院となる．エボラ出血熱，クリミア・コンゴ出血熱，痘そう，南米出血熱，ペスト，マールブルグ病，ラッサ熱．

②二類感染症：一類の次に危険性の高い感染症で，必要に応じて入院，特定の業務への就業制限が規定されている．急性灰白髄炎，結核，ジフ

テリア，重症急性呼吸器症候群（SARSコロナウイルスであるものに限る），中東呼吸器症候群（MERSコロナウイルス），鳥インフルエンザ（H5N1，H7N9）.

③三類感染症：危険性は高くないが集団発生等がみられ，食品製造等への就業制限がある．コレラ，細菌性赤痢，腸管出血性大腸菌感染症，腸チフス，パラチフス.

④四類感染症：既知の感染症で，動物，飲食物，衣類，寝具を介して人に感染し一定の健康影響があるもの．E型肝炎，A型肝炎，黄熱，Q熱，狂犬病，炭疽，鳥インフルエンザ（鳥インフルエンザ（H5N1，H7N9）を除く），ボツリヌス症，マラリア，野兎病等.

TOPICS
COVID-19は2023年5月8日，二類から五類に移行した.

⑤五類感染症：インフルエンザ（鳥インフルエンザおよび新型インフルエンザ等感染症を除く），ウイルス性肝炎（E型肝炎およびA型肝炎を除く），クリプトスポリジウム症，後天性免疫不全症候群（HIV，AIDS），性器クラミジア感染症，梅毒，麻しん，メチシリン耐性黄色ブドウ球菌感染症等.

8）新型インフルエンザ等感染症（第6条第7項）

①新型インフルエンザ：新たに人から人に伝染する能力を有することとなったウイルスを病原体とするインフルエンザで，国民がこの感染症に対する免疫を獲得していないことから，全国的かつ急速なまん延により国民の生命および健康に重大な影響を与えるおそれがあるもの.

②再興型インフルエンザ：かつて世界的規模で流行したインフルエンザで，その後流行することなく長期間が経過しているものが再興し，国民の大部分がこの感染症に対する免疫を獲得していないため，全国的かつ急速なまん延により国民の生命および健康に重大な影響を与えるおそれがあると，厚生労働大臣が定めるものをいう.

③新型コロナウイルス感染症：新たに人から人に伝染する能力を有することとなったコロナウイルスを病原体とする感染症で，国民がこの感染症に対する免疫を獲得していないため，全国的かつ急速なまん延により重大な影響を与えるおそれがあると認められるものをいう.

④再興型コロナウイルス感染症：かつて世界的規模で流行したコロナウイルスを病原体とする感染症で，その後流行することなく長期間が経過しているものが再興し，国民の大部分がこの感染症に対する免疫を獲得していないため，全国的かつ急速なまん延により重大な影響を与えるおそれがあると，厚生労働大臣が定めるものをいう.

9）指定感染症，新感染症（第6条第8，9項）

①指定感染症とは，既知の感染症で，感染症法の規定の多くを準用しなければ，そのまん延により重大な影響を与えるおそれがあるものとして政令で定めるものをいう.

②新感染症とは，人から人に伝染する感染症で，既知のものとその病状または治療の結果が明らかに異なるもので，病状の程度が重篤，かつ，まん延により重大な影響を与えるおそれがあると認められるものをいう．

10）疑似症患者，無症状病原体保有者（第6条第10, 11項，第8条）

疑似症患者とは，感染症の疑似症を呈している者をいう．無症状病原体保有者とは，感染症の病原体を保有している者であって症状がない者をいう．

一類感染症の疑似症患者または二類感染症のうち政令で定めるものの疑似症患者については，それぞれ一類感染症の患者または二類感染症の患者とみなして，この法律の規定を適用する．新型インフルエンザ等感染症の疑似症患者であって当該感染症にかかっていると疑うに足りる正当な理由のあるものについては，新型インフルエンザ等感染症の患者とみなして，この法律の規定を適用する．

一類感染症の無症状病原体保有者または新型インフルエンザ等感染症の無症状病原体保有者については，それぞれ一類感染症の患者または新型インフルエンザ等感染症の患者とみなして，この法律の規定を適用する．

11）感染症指定医療機関（第6条第12～16項）

感染症指定医療機関とは，特定感染症指定医療機関，および第一種感染症指定医療機関，第二種感染症指定医療機関，結核指定医療機関をいう．

①特定感染症指定医療機関とは，新感染症の所見がある者または一類感染症，二類感染症もしくは新型インフルエンザ等感染症の患者の入院を担当させる医療機関として厚生労働大臣が指定した病院をいう．

②第一種感染症指定医療機関とは，一類感染症，二類感染症または新型インフルエンザ等感染症の患者の入院を担当させる医療機関として，都道府県知事が指定した病院をいう．

③第二種感染症指定医療機関とは，二類感染症または新型インフルエンザ等感染症の患者の入院を担当させる医療機関として都道府県知事が指定した病院をいう．

④結核指定医療機関とは，結核患者に対する適正な医療を担当させる医療機関として，都道府県知事が指定した病院・診療所・薬局をいう．

── 臨床とのつながり ──

感染症の届け出（全数把握・定点把握）

全数把握は，すべての医師がすべての患者の発生について最寄りの保健所にただちに届け出るもの（五類の一部は7日以内）．定点把握は，指定した医療機関における患者発生の状況を週（月）ごとに届け出るもの．https://www.mhlw.go.jp/stf/seisakunitsuite/bunya/kenkou_iryou/kenkou/kekkaku-kansenshou/kekkaku-kansenshou11/01.html

keyword

感染症サーベイランス

感染症の発生状況や病原体の分離・同定等により継続的な変化を監視すること．感染症法第12，14条に届け出，第16条に公表の規定等がある．

12）医師等の届出（第12, 13条）

医師や獣医師には，法令に定める感染症を診断した際に，最寄りの保健所への届け出義務がある．医師の場合，一類感染症の患者，二～四類感染症の患者または無症状病原体保有者，一部の五類感染症または新型インフルエンザ等感染症の患者，および新感染症の疑い例については，ただちに届け出るとされている．

13）情報の収集・公表（第14～16条）

国および都道府県は，発生状況の届け出や検体の提出を担当する医療機関を指定する．また，感染症の発生動向や原因究明，予防のため，感染症患者や関係者等に対して必要な調査を行う．その後，分析を行い，発生動向や原因，予防，治療等の情報を新聞，放送，インターネット等により公表する．なお，協力の要請に応じない場合は，医療機関等に対し協力するよう勧告することができる．

14）健康診断，就業制限（第17, 18条）

keyword

就業制限

感染のおそれがなくなるまでの間，飲食や接待などの就業（業務）を制限するもの．一～三類および指定感染症が対象となる．

都道府県知事は，一類～三類感染症，新型インフルエンザ等感染症の患者，無症状病原体保有者に対して，健康診断を行うことができる．また，該当する感染症患者等は，公衆にまん延させるおそれのある業務に一定期間従事してはならないと定められている．

その他，汚染場所の消毒（第27条），死体の移動制限（第30条），建物への立入制限（第32条），交通の制限や遮断（第33条）が定められている．

15）入院（第19条）

都道府県知事は，一類感染症の患者の特定感染症指定医療機関もしくは第一種感染症指定医療機関への入院を勧告できる．また，勧告を受けた者が従わない時は，入院させることができる．この際，都道府県知事は，保健所に設置する感染症診査協議会に報告しなければならない．

16）結核

keyword

DOTS

直接服薬確認療法のこと．結核の再発や薬剤耐性菌の防止のため，医療従事者が患者の目の前で服薬を継続的に指導する．

都道府県による結核患者の医療費負担（第37条の2）や結核指定医療機関の指定（第38条）のもと，職場や学校等における定期の健康診断の実施および病院管理者の結核患者の届け出，保健所長による結核登録票，家庭訪問指導，医師の指示を定めている（第53条）．医師の指示は，結核患者の薬剤の確実な服用に必要なものである．また，保健所長は，保健師などに家庭を訪問させ，処方された薬剤を確実に服用する指導（DOTS）などを行わせている．

3 予防接種法

（昭和23.7.1. 法律第68号. 最終改正：令和4.12.9. 法律第96号）

1. 予防接種法の沿革

予防接種法は「伝染のおそれがある疾病の発生及びまん延を予防するために公衆衛生の見地から予防接種の実施その他必要な措置を講ずることにより，国民の健康の保持に寄与するとともに，予防接種による健康被害の迅速な救済を図ること」を目的とした法律である．

昭和23（1948）年の制定以来，社会状況の変化に応じて幾度かの法改正が行われている．予防接種には，予防接種法が規定する定期接種および臨時接種と，法によらない任意接種がある．定期接種には，A類疾病（集団予防に重点を置くもので，努力義務がある）とB類疾病（個人予防が重点で努力義務はない）がある．なお，平成19（2007）年に結核予防法が廃止されたことに伴い，結核が予防接種法に加えられた．

1）定期予防接種

予防接種法に規定されており，市町村長が行う予防接種．接種費用の公費負担がある．

①A類疾病：BCG（結核），ヒブ，小児用肺炎球菌，B型肝炎（水平感染予防のためのもの），ロタウイルス，水痘（水ぼうそう），四種混合，麻しん・風しん（MR），日本脳炎，子宮頸がんワクチン．

②B類疾病：高齢者のインフルエンザ，高齢者肺炎球菌感染症．

2）任意接種

B型肝炎（HBs抗原陽性の母親から生まれた乳児の母子感染予防），流行性耳下腺炎，インフルエンザ（定期接種の対象疾患でも接種年齢対象外の者は任意接種となる）．

3）定期の予防接種等による健康被害の救済措置

第15条　市町村長は，当該市町村の区域内に居住する間に定期の予防接種等を受けた者が，疾病にかかり，障害の状態となり，又は死亡した場合において，当該疾病，障害又は死亡が当該定期の予防接種等を受けたことによるものであると厚生労働大臣が認定したときは，次条及び第17条に定めるところにより，給付を行う．

2　厚生労働大臣は，前項の認定を行うに当たっては，審議会等（国家行政組織法（昭和23年法律第120号）第8条に規定する機関をいう．）で政令で定めるものの意見を聴かなければならない．

keyword

予防接種法における努力義務

努力義務とは，接種を受けるよう努めなければならないとする予防接種法の規定で，定期接種のワクチンの多くに適用される．罰則はない．

keyword

ヒブ

ヒブ（Hib：ヘモフィルス・インフルエンザ菌b型）というインフルエンザ菌に対するワクチン．

keyword

四種混合

ジフテリア，百日咳，破傷風およびポリオ（急性灰白髄炎）を予防するワクチン．

予防接種法に基づく予防接種の結果，副反応で健康被害が生じた者への給付を目的とした健康被害救済制度が，昭和51（1976）年に制定された．任意接種は，予防接種法による健康被害救済措置の対象にならない．

4 検疫法（昭和26.6.6. 法律第201号. 最終改正：令和4.12.9. 法律第96号）

1. 検疫法の沿革

検疫とは，外国からの感染症や害虫などの国内への侵入を防ぐために行われる検診・検査，および，それらがみつかった際の消毒・隔離などの措置を指す．わが国の検疫は，明治12（1879）年に公布された検疫規則である「海港虎列剌病（コレラ）伝染予防規則」に始まる．昭和26（1951）年に検疫法が制定され，社会環境の変化や感染症の拡大状況に応じて法改正を繰り返しながら現在に至っている．

1）目的

第1条　この法律は，国内に常在しない感染症の病原体が船舶又は航空機を介して国内に侵入することを防止するとともに，船舶又は航空機に関してその他の感染症の予防に必要な措置を講ずることを目的とする．

国内に常在しない感染症の病原体が，船舶・航空機を介して国内に侵入することを防止することを目的とする．近年，日本から海外に渡航する日本人，海外から日本に来訪する外国人の数が増加している．また，渡航先も多様化し，日本では経験しない感染症に感染する機会が増えている．

2）検疫感染症

第2条　この法律において「検疫感染症」とは，次に掲げる感染症をいう．

一　感染症の予防及び感染症の患者に対する医療に関する法律（平成10年法律第114号）に規定する一類感染症

二　感染症の予防及び感染症の患者に対する医療に関する法律に規定する新型インフルエンザ等感染症

三　前二号に掲げるもののほか，国内に常在しない感染症のうちその病原体が国内に侵入することを防止するためその病原体の有無に関する検査が必要なものとして政令で定めるもの

一類感染症の7疾患（エボラ出血熱，クリミア・コンゴ出血熱，痘そう，南米出血熱，マールブルグ病，ラッサ熱，ペスト）と，新型インフルエンザ，鳥インフルエンザA（H5N1，H7N9），中東呼吸器症候群（MERS），蚊媒介性感染症（マラリア，デング熱，チクングニア熱，ジカウイルス感染症）である．

MERS：Middle East Respiratory Syndrome

3）入港等の禁止

第4条　次に掲げる船舶又は航空機（以下それぞれ「外国から来航した船舶」又は「外国から来航した航空機」という．）の長（長に代つてその職務を行う者を含む．以下同じ．）は，検疫済証又は仮検疫済証の交付（第17条第2項の通知を含む．第9条を除き，以下同じ．）を受けた後でなければ，当該船舶を国内（本州，北海道，四国及び九州並びに厚生労働省令で定めるこれらに附属する島の区域内をいう．以下同じ．）の港に入れ，又は当該航空機を検疫飛行場以外の国内の場所（港の水面を含む．）に着陸させ，若しくは着水させてはならない．

外国から来航した船舶・航空機の長は，検疫済証の交付を受けた後でなければ，国内に当該船舶・当該航空機を入港させてはならない．

4）隔離・停留

第15条　前条第1項第1号に規定する隔離は，次の各号に掲げる感染症ごとに，それぞれ当該各号に掲げる医療機関に入院を委託して行う．ただし，緊急その他やむを得ない理由があるときは，当該各号に掲げる医療機関以外の病院又は診療所であつて検疫所長が適当と認めるものにその入院を委託して行うことができる．

第16条　第14条第1項第2号に規定する停留は，第2条第1号に掲げる感染症の病原体に感染したおそれのある者については，期間を定めて，特定感染症指定医療機関又は第一種感染症指定医療機関に入院を委託して行う．

検疫感染症の患者に対し，医療機関に入院を委託して隔離する．隔離により感染拡大を防ぐ．隔離は感染者に対する対策である，停留の対象になるのは，感染者ではなく感染の可能性のある者である．停留により，感染の有無を経過観察する．

5　学校保健安全法

（昭和33.4.10. 法律第56号. 最終改正：平成27.6.24. 法律第46号）

1. 学校保健安全法の沿革

学校における児童生徒および教職員すべての健康の保持増進と安全を図る目的で昭和33（1958）年に学校保健法が制定され，平成20（2008）年に学校保健安全法に改定された.

1）学校保健安全法の対象

第1条　この法律は，学校における児童生徒等及び職員の健康の保持増進を図るため，学校における保健管理に関し必要な事項を定めるとともに，学校における教育活動が安全な環境において実施され，児童生徒等の安全の確保が図られるよう，学校における安全管理に関し必要な事項を定め，もつて学校教育の円滑な実施とその成果の確保に資することを目的とする.

学校保健安全法の対象は，幼稚園，小学校，中学校，義務教育学校，高等学校，中等教育学校，特別支援学校，大学および高等専門学校における児童生徒等と教職員である.

2）学校保健計画の策定と実施

第5条　学校においては，児童生徒等及び職員の心身の健康の保持増進を図るため，児童生徒等及び職員の健康診断，環境衛生検査，児童生徒等に対する指導その他保健に関する事項について計画を策定し，これを実施しなければならない.

保健管理とは，学校環境衛生，健康診断，健康相談，感染症予防に関係する事項である. 保健管理に関係するおもな職員は，学校教育法に規定された保健主事と養護教諭，学校保健安全法に規定された学校医，学校歯科医と学校薬剤師である.

keyword

保健主事

指導教諭，教諭または養護教諭をもって，これにあてる.

3）学校において予防すべき感染症

学校において予防すべき感染症の種類は，学校保健安全法施行規則第18条で以下のものが規定されている.

第一種の感染症：一類感染症と結核を除く二類感染症を規定している. エボラ出血熱，クリミア・コンゴ出血熱，痘そう，南米出血熱，ペスト，マールブルグ病，ラッサ熱，急性灰白髄炎，ジフテリア，重症急性呼吸器症候群（SARS），中東呼吸器症候群（MERS）および特定鳥イ

SARS：Severe Acute Respiratory Syndrome

ンフルエンザ（感染症の予防及び感染症の患者に対する医療に関する法律（平成10年法律第114号）第6条第3項第6号に規定する特定鳥インフルエンザをいう）

第二種の感染症：空気感染または飛沫感染をするもので，学校において流行を広げる可能性が高い感染症を規定している．インフルエンザ(特定鳥インフルエンザを除く)，百日咳，麻しん，流行性耳下腺炎，風しん，水痘，咽頭結膜熱，結核および髄膜炎菌性髄膜炎

第三種の感染症：学校教育活動を通じ，学校において流行を広げる可能性がある感染症を規定している．コレラ，細菌性赤痢，腸管出血性大腸菌感染症，腸チフス，パラチフス，流行性角結膜炎，急性出血性結膜炎その他の感染症

4) 出席停止と臨時休業

第19条 校長は，感染症にかかつており，かかつている疑いがあり，又はかかるおそれのある児童生徒等があるときは，政令で定めるところにより，出席を停止させることができる．

第20条 学校の設置者は，感染症の予防上必要があるときは，臨時に，学校の全部又は一部の休業を行うことができる．

感染または感染した疑いのある児童生徒等の出席停止を行うのは学校長で，感染症の予防上必要があるとき，学校の休業を行うのは学校の設置者である．

6 食品衛生法

（昭和22.12.24. 法律第233号. 最終改正：令和4.6.17. 法律第68号）

1. 食品衛生法の沿革

食品衛生法は，飲食に起因する衛生上の危害の発生を防止し，国民の健康を保護することを目的として，昭和22（1947）年に制定された．食品，添加物，器具・容器包装，乳幼児が使用するおもちゃ，洗浄剤などにも本法は適用される．わが国の食をとりまく環境変化や国際化等に対応し，食品の安全を確保するため，時代の要請に応じて逐次改正がなされ今日に至っている．

1) 平成30 (2018) 年に行われた改正の概要

・大規模または広域におよぶ食中毒への対策強化
・HACCP（ハサップ）に沿った衛生管理の制度化
・特定の食品による「健康被害情報の届け出」を義務化

keyword

ポジティブリスト制度

食品用器具や容器，包装の原材料に含まれる物質は，安全性を評価したもののみを使用可能とするという制度.

・食品用器具・容器包装にポジティブリスト制度を導入
・営業許可制度の見直しと営業届け出制度の創設
・食品等の自主回収（リコール）情報の行政への報告義務化
・輸入食品の安全性証明の充実

令和3(2021)年6月から，原則としてすべての食品等事業者にHACCPに沿った衛生管理の実施が義務化された.

2) 医師による食中毒の届け出義務

第1条 この法律は，食品の安全性の確保のために公衆衛生の見地から必要な規制その他の措置を講ずることにより，飲食に起因する衛生上の危害の発生を防止し，もつて国民の健康の保護を図ることを目的とする.

第63条 食中毒患者等を診断し，又はその死体を検案した医師は，直ちに最寄りの保健所長にその旨を届け出なければならない.

keyword

食中毒患者等

食品，添加物，器具または容器包装に起因する中毒患者またはその疑いのある者.

食品，添加物などに起因する食中毒患者を診断，またはその死体を検案した医師は，ただちに最寄りの保健所長に届け出る.

3) 食品衛生監視員

第30条 第28条第1項に規定する当該職員の職権及び食品衛生に関する指導の職務を行わせるために，厚生労働大臣，内閣総理大臣又は都道府県知事等は，その職員のうちから食品衛生監視員を命ずるものとする.

飲食店などの営業施設の許可事務，食品を扱う営業施設に対する監視と指導，流通食品や加工食品の検査，食中毒などの調査などを行う.

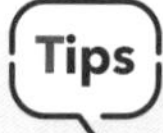

HACCP（危害分析重要管理点）

HACCPは，Hazard Analysis Critical Control Pointの略で，食品等事業者自らが食中毒菌汚染や異物混入などの危害要因を把握したうえで，原材料の入荷から製品の出荷に至る全工程のなかで，それらの危害要因を除去または低減させるためにとくに重要な工程を管理し，製品の安全性を確保しようとする国際的に認められた衛生管理の手法である.

HACCP方式では，従来の抜取検査による衛生管理に比べ，より効果的に問題のある製品の出荷を未然に防ぐことが可能となるとともに，原因の追及を容易にすることが可能となる.

7 環境基本法

（平成5.11.19. 法律第91号. 最終改正：令和3.5.19. 法律第36号）

1. 環境基本法の沿革

1950年代頃から環境中への排出物が増加し，健康被害や生活環境汚染が引き起こされて生じる公害が大きな社会問題となった．公害対策を総合的に推進するため，昭和42（1967）年に公害対策基本法が制定された．公害に対する法制度整備の過程で環境問題についての重要性の認識が高まり，環境関係諸法の施行の事務を一元的に行うため，昭和46（1971）年，環境庁（2001年より環境省に再編）が発足した．環境省の活動範囲は，国内における公害だけでなく，地球規模の環境保全へと拡大していった．平成12（2000）年には，廃棄物・リサイクル対策を推進するための基本となる法律として，循環型社会形成推進基本法が制定され，平成5（1993）年，環境基本法が成立した．

環境基本法は，国の環境行政の目標および環境の保全についての基本的方向性と基準を定める法律である．環境基本法では，公害として大気汚染，水質汚濁，土壌汚染，騒音，振動，地盤沈下，悪臭の7つを定めている（第2条）．また，国に環境基準の設定を求め（第16条），環境保全のための国，地方公共団体，事業者および国民の責務をうたっている（第6条～第9条）．

1）環境基本法の基本的理念

- 環境の恵沢の享受と継承（第3条）
- 環境への負荷の少ない持続的発展が可能な社会の構築（第4条）
- 国際的協調による地球環境保全の積極的推進（第5条）

2）日本における代表的な公害

①水俣病：昭和31（1956）年に熊本県水俣湾沿岸地域，昭和40（1965）年に新潟県阿賀野川流域で患者が確認された．工場排水に含まれる有機水銀（メチル水銀）が生物濃縮された魚を摂取することで生じる．運動失調，構音障害，末梢神経麻痺などの症状がみられる．

②イタイイタイ病：昭和30（1955）年，富山県神通川流域で激痛を伴う病気がみられることが報告された．本疾患はイタイイタイ病と名づけられ，カドミウムの慢性中毒によるものであることがわかった．

③慢性ヒ素中毒症：1970年代に宮崎県土呂久地区，島根県笹ヶ谷地区において，鉱山から排出された亜ヒ酸によって近隣地区住民に慢性ヒ素中毒症（鼻中隔穿孔，皮膚色素沈着，多発性神経炎など）が発症した．

④四日市喘息：昭和35（1960）年頃から，三重県四日市市の石油コン

ビナートから排出される硫黄酸化物などを多量に含んだ有害ガスが原因で，住民に気管支喘息や慢性気管支炎が発症した．

8 廃棄物の処理及び清掃に関する法律（廃棄物処理法）

1）目的（第1条）

法律の目的は，廃棄物の排出を抑制し，および廃棄物の適正な分別，保管，収集，運搬，再生，処分等の処理をし，生活環境を清潔にすることにより，生活環境の保全および公衆衛生の向上を図ることである．

2）廃棄物の定義（第2条）

廃棄物とは，ごみ，粗大ごみ，燃え殻，汚泥，ふん尿，廃油，廃酸，廃アルカリ，動物の死体その他の汚物または不要物であって，固形状または液状のもの（放射性物質およびこれによって汚染された物を除く）をいう．

法律では，産業廃棄物として，事業活動に伴う，燃え殻，汚泥，廃油，廃酸，廃アルカリ，廃プラスチック類，輸入された廃棄物を定義している．一般廃棄物は，産業廃棄物以外の廃棄物で，一般廃棄物のうち，爆発性，毒性，感染性その他の人の健康または生活環境に係る被害を生ずるおそれがある性状を有するものを特別管理一般廃棄物と定めている．

3）廃棄物処理の原則（第2条の2, 3）

廃棄物処理には，法に定める原則がある．まず，国内において生じた廃棄物は，なるべく国内において適正に処理する．国外の廃棄物は，国内の廃棄物の適正な処理に支障が生じないよう，輸入を抑制する．また，非常災害により生じた廃棄物の処理は，発生量が著しく多量で，分別，再生利用などにより減量を図ることや，人の健康または生活環境に重大な被害を生じさせることがないよう適正に処理することを定めている．

4）国民や事業者の責務（第2条の4, 第3条, 第4条の2）

国民の責務としては，廃棄物の排出を抑制し，再生品の使用により廃棄物の再生利用を図り，廃棄物を分別して排出し，その生じた廃棄物をなるべく自ら処分すること等により，廃棄物の減量その他その適正な処理に関し国および地方公共団体に協力するよう定めている．

事業者の責務としては，事業活動による廃棄物を自らの責任において適正に処理するよう定めている．具体的には，廃棄物の再生利用や，物の製造，加工，販売に伴い，その製品，容器が廃棄物となる場合における処理についてあらかじめ自ら評価し，適正な処理が困難にならないような製品，容器等の開発を行うこと，その製品，容器等に係る廃棄物の適正な処理の方法についての情報を提供すること，製品，容器が廃棄物となる場合に適正な処理が困難にならないよう求めている．また，廃棄物の減量や適正な処理にあたって，国および地方公共団体に協力することや，非常災害時においても，国，地方公共団体，事業者が連携および協力し，廃棄物の適正な処理が円滑かつ迅速に行われるよう，適切に役割を分担するとともに，相互に連携を図りながら協力するよう求めている．

keyword

非常災害時

大規模な震災や暴風雨による被害の際に，自治体の処理能力を超える，分別されていない大量の廃棄物が一斉に廃棄される．

5）産業廃棄物の処理（第11, 12条）

事業者は，産業廃棄物を自ら処理しなければならないとされ，運搬や処分に際しては，産業廃棄物処理基準に従うと定めている．また，特別管理産業廃棄物については，収集・運搬・処分について，特別管理産業廃棄物処理基準に従うよう定めている．保管については，別途，特別管理産業廃棄物保管基準が定められている．事業者が特別管理産業廃棄物の運搬や処分を他の業者に委託する場合は，環境省令で定める，特別管理産業廃棄物収集運搬業者や特別管理産業廃棄物処分業者への委託を義務づけている（第12条の2第5項）．

6）産業廃棄物管理票（第12条の3, 第12条の5）

産業廃棄物の運搬または処分を他に委託する際には，産業廃棄物の種類・数量・運搬や処分を受託した者の氏名・名称を産業廃棄物管理票に記載し交付することを定めている．多量の産業廃棄物が生じる事業者については，管理票の交付の代わりに，情報センターへの電子的な情報登録に代替することができるよう規定している．

7）廃棄物処理法に基づく感染性廃棄物処理マニュアル（環境省環境再生・資源循環局, 令和5年5月）

1. 用語の定義（感染性廃棄物に関連するもの）

1）「医療関係機関等」とは，病院，診療所（保健所，血液センター等はここに分類される），衛生検査所，介護老人保健施設，介護医療院，助産所，動物の診療施設および試験研究機関（医学，歯学，薬学，獣医学に係るものに限る）をいう．

2）「感染性廃棄物」とは，医療関係機関等から生じ，人が感染し，もしくは感染するおそれのある病原体が含まれ，もしくは付着している廃棄物またはこれらのおそれのある廃棄物をいう．バイオハザードマーク（**表6-1**）を付けることが推奨されている．

3）「感染性産業廃棄物」とは，特別管理産業廃棄物である感染性廃棄物をいう．

表6-1　バイオハザードマークの色と廃棄物の種類

バイオハザードマーク	色	廃棄物の種類
	赤色	液体または泥状の感染性廃棄物 血液，体液，血清など
	オレンジ色	血液や汚染物が付着した固形物 ガーゼ，検尿用コップ，紙おむつなど
	黄色	血液や感染物が付着した鋭利なもの 注射器，メス，ガラスの破片など

2. 適用範囲（感染性廃棄物であるかの判断基準）

1）感染性廃棄物のうち，医療法，感染症法，薬機法，家畜伝染病予防法，臓器の移植に関する法律等によって規制される廃棄物については，本マニュアルのほか，当該法令に基づいて取り扱うこととなる．

2）本マニュアルの対象となる者は，感染性廃棄物の処理に関わるすべての者であり，医療関係機関のほか，清掃業者，感染性廃棄物の処理の委託を受けた収集運搬業者，処分業者，感染性廃棄物の処理をその事務として行う市町村，都道府県等である．

3. 感染性廃棄物の判断基準

感染性廃棄物の具体的な判断にあたっては，1），2）または3）によるものとする．

1）形状の観点

①血液，血清，血漿および体液（精液を含む）（以下「血液等」という）

②手術等に伴って発生する病理廃棄物（摘出または切除された臓器，組織，郭清に伴う皮膚等）

③血液等が付着した鋭利なもの

④病原体に関連した試験，検査等に用いられたもの

2）排出場所の観点

感染症病床，結核病床，手術室，緊急外来室，集中治療室および検査室において治療，検査等に使用された後，排出されたもの

3）感染症の種類の観点

①感染症法の一類，二類，三類感染症，新型インフルエンザ等感染症，指定感染症および新感染症の治療，検査等に使用された後，排出されたもの

②感染症法の四類および五類感染症の治療または検査等から排出される感染性廃棄物としては以下のものが挙げられる．

（ア）医療器材…注射針，メス，ガラス製器材（試験管，シャーレ，アンプル，バイアル等）

（イ）ディスポーザブル製品…ピンセット，ハサミ，トロッカー，注射器，カテーテル類，透析等回路，輸液点滴セット，手袋，血液バッグ，リネン類等

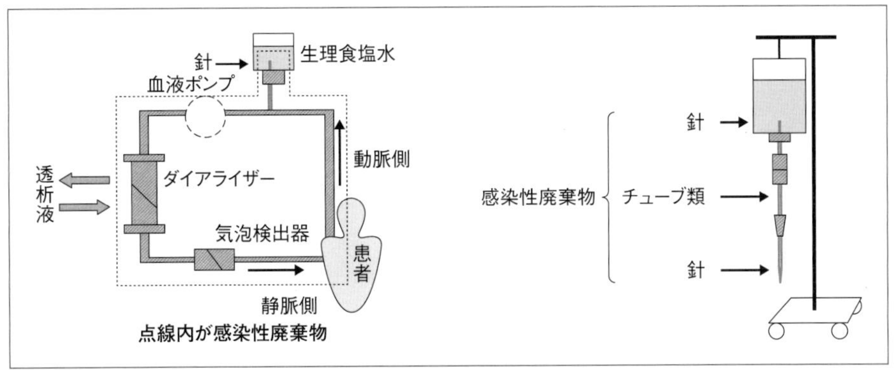

（ウ）衛生材料…ガーゼ，脱脂綿，マスク等

（エ）その他…紙おむつ（感染症の種類等により感染性廃棄物とする），標本（検体標本）等

4）いずれの観点からも判断できない場合

①鋭利なもの

鋭利なものについては，未使用のもの，血液が付着していないものまたは消毒等により感染性を失わせたものであっても，感染性廃棄物と同等の取り扱いとする．

②透析等回路（ダイアライザー，チューブ等）

血液等が分離されず一体的に使用されていることから，感染性廃棄物に該当する．

③輸液点滴セット（バッグを除く）については，血液等が付着している針が分離されず一体的に使用されていることから，感染性廃棄物に該当する．

5）その他

輸血用血液製剤（全血製剤，血液成分製剤）等は血液等に該当する．なお，判断できないものについては，医師等により，感染のおそれがあると判断される場合は感染性廃棄物とする．また，非感染性廃棄物については，外見上の区別がつかないため感染性廃棄物とみなされることもあり，明記したラベルを付けることが推奨される．

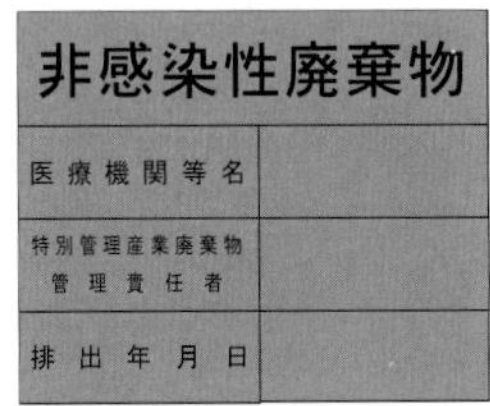

非感染性廃棄物ラベルの例

第7章 医療関連判例

医療に従事する者がなぜ法規を学ぶ必要があるか，という問いへの答えについては，「自分の身を守るため」が根本であるといえよう．1999年にアメリカで「To Err is Human（人は誰でも間違える）」という報告書が発表され，防ぎうる事故による入院患者の死亡件数が自動車事故による死亡件数を上回る，というデータが一般市民にセンセーショナルな印象を与えた．わが国でも，1999年1月11日に起きた横浜市立大学病院での患者取り違え事故や，同年2月11日の都立広尾病院での注射器取り違え事故，また2001年3月2日に起きた東京女子医科大学病院での事件などが一般市民にアナウンスされることとなり，医療訴訟が増加していった．1990年代まで，一般に知られることとなった大きな医療訴訟や医療過誤は少なかったため（薬剤関連は除く），それまで「医療イコール安全」と世間的に認識されていたが，1999年に起きた2つの取り違え事故が端緒となり，人々の医療に対する安心感が崩れていった．さらに，医療法改正による情報の開示やセカンドオピニオンなど，自身が受けた診療・治療内容の詳細に興味をもつ患者・一般市民が増えていった．それにより，医療従事者も，医療安全対策を真剣に考えるきっかけにもなり，ヒヤリハット報告や医療事故報告制度の義務化につながったといえる．現在の医療では，事故は常に起こりうるが，より安全に配慮したシステム設計によって事故のリスクを減少させることが可能であるという，航空業界や他産業界で取り組んでいる事故防止対策を遅ればせながら取り入れることにより，目にみえるエラーのみに注目するのではなく，目にみえないエラー（ヒヤリハット事例）に注目し，それらを検証することにより，人間がエラーを起こす元になるシステムの問題を解

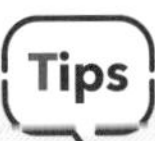

東京女子医大病院の事件

2001年3月2日に東京女子医大附属日本心臓血圧研究所で行われた，当時12歳の患者に対する心房中隔欠損症および肺動脈弁狭窄症の治療での事例．人工心肺装置の操作を担当した当時心研循環器小児外科医師が，人工心肺装置の特性を十分に理解したうえで使用すべき業務上の注意義務を怠って，十分に理解しないまま不慣れな操作（脱血方法を，落差脱血法から陰圧吸引補助脱血法に変更したこと）を行ったことがもとで脱血不良が起こり，被害者が脳循環不全による重度の脳障害から同月5日に死亡に至った事例．執刀医が手術中のミスを隠蔽し，カルテ改ざん（看護師へ），人工心肺記録の改ざん（臨床工学技士へ）指示を行ったことにより，実刑判決を受けた．

決していくというやり方で，この問題に取り組むようになった．

本章では，ヒヤリハット事例ではなく，実際に起きてしまった医療事故，医療訴訟を例に挙げ，その原因を考えていくことで，なぜ法規を学ばなければならないかについて理解していただきたいと考える．なお，本章では臨床工学技士がかかわった数少ない判例3例について紹介する．その他，医療機器関連の医療事故の判例については，判例集や文献を参考にしてほしい[1〜3]．

1．判例1[4〜6]

心臓手術中に人工心肺装置の送血ポンプのチューブに亀裂が生じ，空気が混入した結果，患者が脳梗塞になり，重篤な後遺障害が残った場合，ポンプを操作していた臨床工学技士とポンプを製造販売していた業者に過失があったとして，病院と業者の損害賠償責任が認められた事例

（損害賠償請求控訴事件，東京高裁平成13（ネ）2193号，損害賠償請求控訴事件，平14.2.7第16民事部判決，一部変更，一部控訴棄却（確定） 一審千葉地裁平9（ワ）1510号，平13.3.30判決）

1）事例の概要

⑴ 概要

原告（患者）は右室二腔症と診断され，平成7（1995）年7月12日，千葉市立海浜病院（以下，海浜病院）において右室流出路の狭窄部拡大のための心臓手術を受けた．その際，人工心肺装置の送血ポンプチューブの破損により血液中に空気が混入して脳梗塞を発症し，言語障害，右手運動障害等の重篤な後遺症を負った．

⑵ 請求

患者は，①千葉市に対しては，手術時に人工心肺装置の操作等を行った臨床工学技士の操作の過誤による債務不履行を，②人工心肺装置を製造販売したトノクラに対しては，安全な製品の製造を怠ったこと等の過失による不法行為を主張し，1億6309万円余とこれに対する遅延損害金の連帯支払いを請求した．

⑶ 地裁判決

千葉地裁判決では，事故の発生において，①ポンプを操作していた臨床工学技士に過失があったとは認められないとして海浜病院に対する請求を棄却した．②事故はポンプの構造に起因するものであり，トノクラが何の改良も加えることなく放置したために事故が起こったとして不法行為責任を認め，トノクラに対して1億2645万円余の損害賠償の支払いを命じた．

⑷ 高裁判決

地裁判決に対し，患者とトノクラの双方が控訴したところ，高裁はトノクラの控訴を棄却したが，海浜病院に対する請求については，①臨床

keyword

医師の過誤が問題とされた判例

・先天性の心臓疾患（ファロー四徴症）の患児が大学病院での手術後死亡．医師が動脈管閉鎖に対する適切な措置を怠ったとして，病院に損害賠償を命じた地裁判決（東京地方裁判所平成13年7月5日判決．判例タイムズ1131号，p.217）

・患者が心臓弁膜置換手術後に，低酸素脳症を発症し，その後死亡．医師の術後管理について，止血および輸血措置，心タンポナーデに対する検査，処置について心不全発症防止義務違反を認め，国立病院側に慰謝料の支払義務を認めた判決（大阪地方裁判所平成20年2月27日判決．判例タイムズ1267号，p.246）

工学技士に，ポンプへのチューブ設定に関して過失ないし過誤があった，②臨床工学技士らには，機器の操作を行う者としての安全性確保の義務から生ずる機器監視義務に違反した過失があった，③臨床工学技士には，交換用チューブの備えつけを怠った過失があった，などの理由で海浜病院の診療契約上の債務不履行責任を認め，トノクラのみに賠償を命じた1審判決を変更し，あらためて海浜病院とトノクラに対して連帯して合計1億2645万円余の損害賠償の支払いを命じた.

これまで，心臓外科手術において医師の過誤が問題とされた判例は散見されているが，この判決は，人工心肺装置の送血ポンプチューブに亀裂が生じた事例について，病院側の責任（臨床工学技士の操作）の判断が，1，2審（地裁と高裁）で分かれたケースであり，実務の参考となると考えられる.

2）事例の技術的解説

臨床工学技士は，手術時に十分な脱血が得られるよう，貯血槽を床上数cmまで徐々に下げた．このとき，送血チューブの長さが十分ではなく，ポンプ外の右側チューブを下方へ顕著に傾斜させたことと，ポンプのチューブホルダーへの固定が不十分であったため，ポンプ内でチューブが浮き上がってしまった．その結果，ポンプ内でローラとともに回転していたチューブガイドの先端部の角が，浮き上がったチューブの一部に接触し，チューブ外壁を削り3cm程度穿孔し亀裂が生じた（図7-1).その亀裂から空気が混入したことが患者の脳梗塞を引き起こした.

人工心肺操作中，臨床工学技士が十分な監視を行っていなかったために亀裂を早期に発見できなかったこと，交換用チューブの備えつけを怠ったこと，事前に機器の特性に習熟し安全操作を行える準備をすべき安全性確保義務に違反した過失とされた．また，事故発生後，臨床工学技士が逆行性脳灌流を行わなかったため，重大な事故へつながったとされた.

3）事例の争点

⑴ ポンプを含む人工心肺装置を操作した臨床工学技士に操作上の過誤があり，千葉市に債務不履行責任が生ずるか

事故を再現した実験結果やチューブ亀裂の発生機序より，拍動血流を発生させるための当初のチューブの設定の仕方（チューブホルダーへ固定する際の締めつけが緩かったことと，ポンプの外でチューブを顕著に傾斜させたこと）がチューブ浮き上がりと亀裂の原因になったと推測された．したがって，チューブを設定した臨床工学技士に過失ないしは過誤があり，診療契約の履行上の過誤として，千葉市に債務不履行責任があるとされた.

また，臨床工学技士らは，一般の医学関係文献に記載されている空気

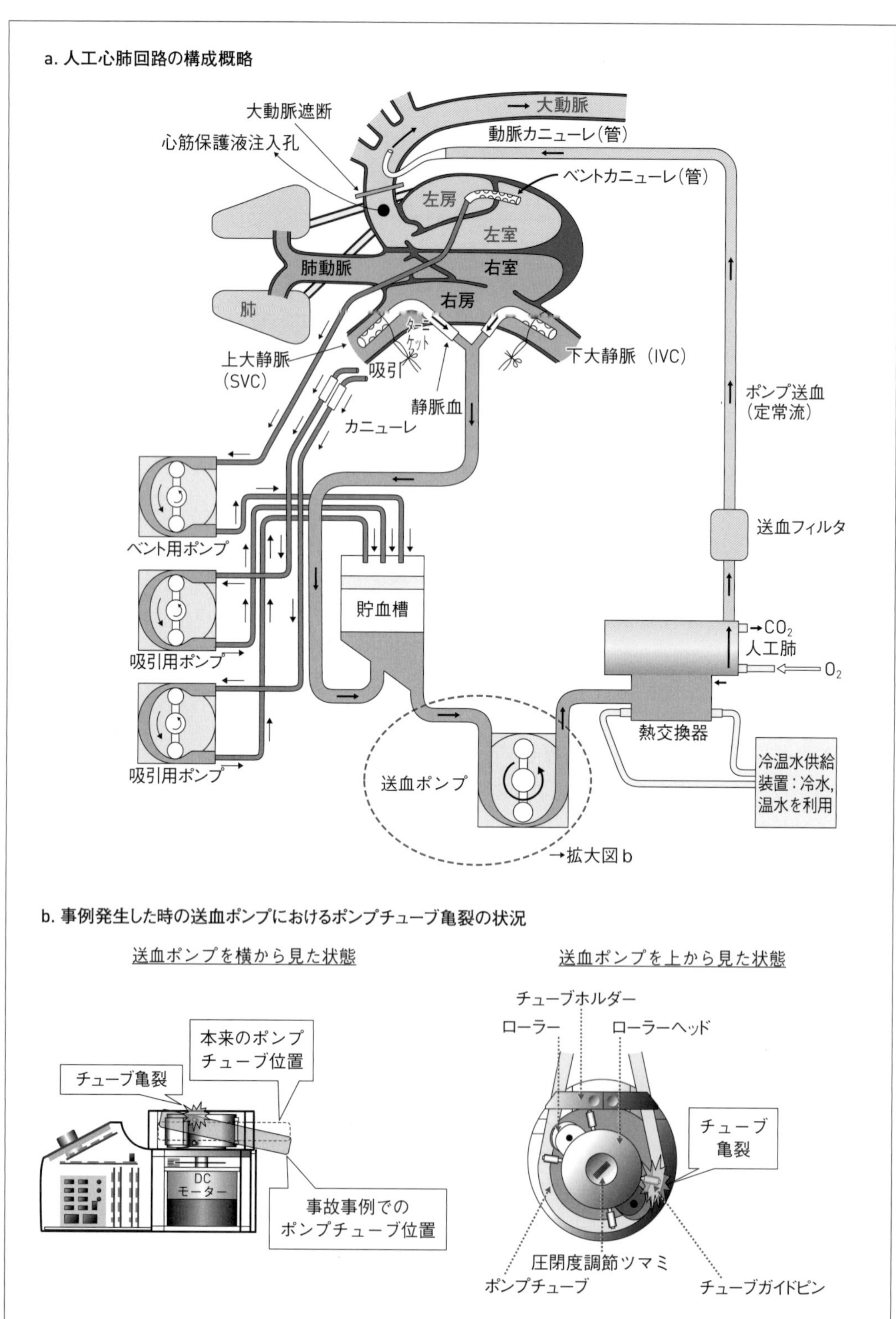

図7-1　事例発生時の人工心肺回路の構成概略

流入の原因を想定して，空気流入を発見すべく貯血槽と血液温度および血圧に関する機器の監視のみを行っており，ポンプを含む人工心肺装置とその回路およびエアー・トラップの状況については十分に監視していなかったと判断された．したがって，臨床工学技士らは，人工心肺装置の操作に必要な機器監視義務に違反しており，過失があったと判断された．

さらに，臨床工学技士には機器操作に関して特別の安全性確保の義務があり，その義務の内容の一つとして，万が一事故が発生した場合に備えて被害の発生回避，または患者の重篤化の防止を図るべきことも含まれていると解釈できるため，予備の交換用チューブを備えつけなかったことで患者の被害の拡大を防ぐことができず，この防止義務を怠った過失があるとされた．

⑵ ポンプを製造したトノクラに製造上の過失，操作する者に対する説明義務，または警告義務の違反があるか

①安全な機器製造義務違反

この事故直後の平成7年7月19日にも，海浜病院では手術中にポンプ内のチューブがチューブガイドと接触しチューブ削れが発生したが事故には至らなかったという事例があった．人工心肺装置およびポンプは，基本的には，操作者の過失あるいは過誤がなければチューブ亀裂等の事故を起こすことなく多数回の使用が可能であるので，ポンプ自体は製造物責任法の「当該製造物が通常有すべき安全性を欠いていること」という欠陥があったとはいえないとの判断であった．

②説明義務，警告義務違反

本人工心肺装置の取扱説明書には，熟練者による操作を指示する注意書きと機器操作中の監視の必要を指示する注意書きがあり，平成7年6月14日には，トノクラの営業担当者によって製造物責任法施行に関する事情説明と，「チューブ装着後はチューブホルダーにてチューブを確実に押さえて下さい」という警告ステッカーが人工心肺装置にも貼付されていた．人工心肺装置は，手術中の患者の生命身体の安全に直接影響を及ぼす重要な医療機器であることから，製造者は機器の性能のみならず，安全操作の方法，危険発生の可能性などを十分に試験し，これを現場の操作者に具体的かつ十分に説明し，事故発生の危険性に関しては具体的な警告を発すべきである．ところがトノクラの説明・警告は，取扱説明書の記載および警告ステッカーによるものにとどまっていたため，製造者としての説明ないし警告の義務に違反する過失があったと認められた．トノクラがこの義務を尽くしていれば事故の発生を防止できたといえ，トノクラの過失と事故の発生の因果関係は大きく，患者に対して不法行為による損害賠償義務が発生するとされた．

4）まとめ（人工心肺装置操作中の高度な安全確保義務の必要性）

本件は，1審と2審の判決に違いが出たケースである．

1審では，人工心肺装置の操作にかかわる臨床工学技士の業務は，送血量，貯血量，血液温度，O_2流量，モニタ監視などであり，臨床工学の技術書にも記載されていないまれな亀裂事故まで予見する義務はないと責任を否定し，事故の全責任は，不完全なチューブガイドを設計し，具体的に危険性について警告していなかった製造業者の製造物責任にあると断定した．

一方2審の高裁では，トノクラの責任に変わりはなかったものの，臨床工学技士を免責とした1審の判断を覆し，臨床工学技士らの過失を認め，診療契約の履行上の過誤として雇用者である千葉市に債務不履行責任があり，トノクラと連帯して支払を命じた．高裁判決の要点としては，①チューブガイドの締めつけ度を測定する器具が付属していなかったとしても，人工心肺装置の操作を行う臨床工学技士には患者に生じうる重篤な被害を回避するための操作上の安全性保持義務があり，機器の不備を理由に責任を逃れることができないこと，②たとえ専門書にチューブに亀裂が生じる危険性の記述がなかったとしても，臨床工学技士には事故が起こりうると考えられる（蓋然的（がいぜん））予見義務がある，というものである．さらに，臨床工学技士の監視義務について，安全保持義務の一環として取扱説明書を読むことと，機器を操作している間，機器の操作全般にわたり患者に異常がないことを絶えず監視する必要があるとした．今回，これらの義務を臨床工学技士が履行していれば早期にチューブ亀裂を発見できたため，基本的には製造物責任ではなく操作者の過誤に原因があると判断された．また，亀裂発生の際，臨床工学技士らが予備交換用チューブを備えつけていれば患者の被害の拡大を防止しえたとし，近年の医療裁判で唱えられている延命権学説を採用して臨床工学技士らの過失を追及していることも注目される．

したがってこの判例は，臨床工学技士に対し，少なくとも人工心肺装置の操作にかかわる業務については医師なみの高度な注意義務が明示された最初の判決となり，インパクトは大きいとともに，人工心肺業務のみならず臨床工学技士が日常業務を遂行するにあたり参考となる判例であるといえる．

2. 判例2[7)]

都立豊島病院において乳児の気管切開部位に装着した医療器具に他社製の呼吸回路機器を接続したところ接続部が閉塞して乳児が換気不全に陥り死亡した事故について，各医療器具の製造・輸入販売企業二社の製造物責任と接続前に回路閉塞の点検を怠った医師を雇用していた東京都の使用者責任が肯定された事例（東京地裁平成13（ワ）27744号，損害賠償請求事件，平15.3.20民事第14部判決，一部容認・控訴）

1) 事例の概要

⑴ 概要

平成12（2000）年12月に出生した乳児が呼吸障害を起こしたため都立豊島病院に入院し，気管内挿管による人工呼吸療法を受けた．その後，平成13（2001）年3月，声門・声門下狭窄および気管狭窄のため気管切開術を受けた．担当医師は，気管切開部に装着されたタイコ社輸入販売の気管切開チューブ（以下，気管切開チューブ）にアコマ社製造販売のジャクソンリース小児用麻酔回路（以下，ジャクソンリース）を接続して用手人工呼吸を行おうとした．しかし，ジャクソンリースの新鮮ガス供給パイプの先端が気管切開チューブの接続部内壁に密着し回路を閉塞したため，患児は換気不全によって気胸を発症し，それが原因となって全身の低酸素症，中枢神経障害に陥り，同年3月24日，消化管出血，脳出血，心筋脱落・線維化，気管支肺炎などの多臓器不全により死亡した．

⑵ 請求

患児の両親は，医療機器の欠陥，および豊島病院の医療従事者・管理者が両器具の欠陥を確認しなかった過失が競合して発生したとして，①企業2社に対しては製造物責任または不法行為責任に基づき，②東京都に対しては使用者としての不法行為責任または診療契約上の債務不履行責任に基づき，それぞれ損害賠償の支払いを求めた．

2) 事例の技術的解説

ジャクソンリースは，各業者が厚生労働省の製造許可を受けた際の使用目的が麻酔用と人工呼吸用のいずれであっても器具の基本的な構造に違いはなく，また手術時は麻酔と人工呼吸が連続して行われることも多いため，各場面によってジャクソンリース回路を使い分けることはせず，麻酔用が人工呼吸に使用されることもある．ジャクソンリースは元々小児用麻酔器具として製造許可を得たものであるが，用手換気の道具としても多くの利点があったため，小児・新生児領域の医療現場では人工呼吸を含めた呼吸管理全般に使用されていた．また，小児・新生児に用手人工換気を行う場合，マスク，気管内チューブ（経口・経鼻用），気管切開チューブなどの呼吸補助用具にジャクソンリースを組み合わせ，相互に接続して使用されており，その際，JISによって互換性を保たれた他社製の器具が接続されることも多かった．

アコマ社製ジャクソンリースは，新鮮ガス供給パイプが患者側接続部に向かってTピースの内部で長く突出したタイプであり，タイコ社製の気管切開チューブは接続部の内径が狭い構造になっているため，両者を接続すると新鮮ガス供給パイプの先端が気管切開チューブの接続部の内壁にはまりこんで密着し，回路の閉塞をきたすものであった（図7-2）．なお，本ジャクソンリースと同社の付属品のマスクを接続した場合には回路の閉塞は起きない．

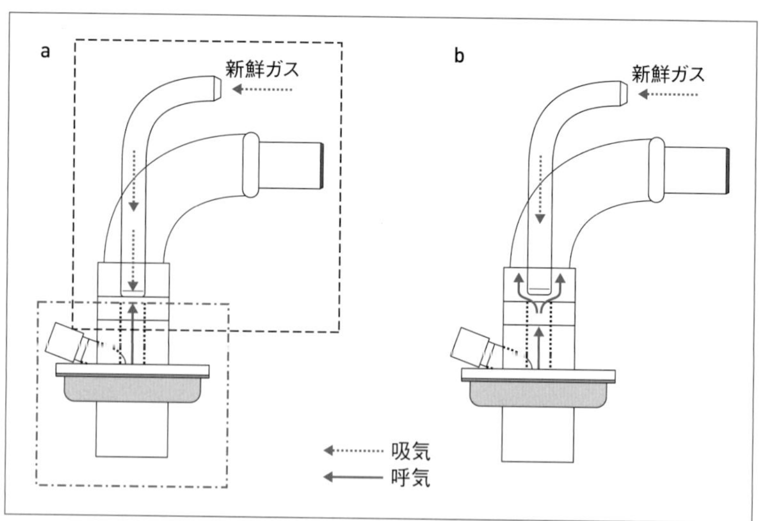

図7-2 気管切開チューブとジャクソンリースの接続

a：当該事故時の接続状態．接続部内径が狭く，呼気が排出されない状態．
b：呼気が排出される接続状態．
-------：ジャクソンリース，-·-·-·-·-·-：気管切開チューブ．

当時国内で販売されていたジャクソンリースのうち，気管切開チューブとの間で閉塞をきたしたものは，アコマ社製の他，五十嵐医科工業製の2種類で，また，他社製の2種類については閉塞ではないが隙間がやや狭くなった．これら5種類はいずれも長い新鮮ガス供給パイプがついたタイプである．その他の11種類では閉塞は起こさなかった．

また，本ジャクソンリースを本気管切開チューブと接続した場合，透明なTピースを通して接続部を確認すると，新鮮ガス供給パイプの先端が気管切開チューブの内壁にはまりこんでいる様子がみられたが，閉塞を起こさない組み合わせでもそのような状態となるものはあった．

3）器具に対する認識

担当医師は事故前に，気管切開チューブは接続部内径が狭い構造になっていることを認識していたが，それが死腔を減らすためだとは理解していなかった．また，事故当時，院内にはこのチューブの他に小児・新生児用として日本メディコ社製のものがあったが，両者に死腔量の違いはないと思っていた．

一般的に，小児の人工換気においては，呼吸回路の死腔が大きいと換気効率が低下するため死腔が小さい器具が用いられることが多い．しかし，死腔を小さくすると換気抵抗が増加するため，ジャクソンリース回路と気管切開チューブを接続する際には死腔量と換気抵抗に注意する必要がある．

また，豊島病院では，小児に対して本事故発生以前に同様の器具の組み合わせによる換気を600回以上行っているが，原疾患に起因するとみられる気胸2例の他には何の問題もなかったと東京都は主張していた．

アコマ社およびタイコ社は，実際の医療現場においては，ジャクソンリースに他社製の呼吸補助用具を組み合わせて使用している実態を認識していた．

4）事例の争点

今回の事例については，企業2社の製造物責任，企業2社の不法行為責任，東京都の不法行為責任または診療契約上の債務不履行責任などが争点となったが，以下に主要な争点4つについて概略を解説する．

⑴ 本ジャクソンリースに設計上の欠陥または指示・警告上の欠陥があるか（被告企業2社の製造物責任）

①本ジャクソンリースには長い新鮮ガス供給パイプがついているが，これは小児の麻酔において死腔を減少させるための構造としては合理的である．また，本ジャクソンリースは付属品のマスクとセット販売されており，そのマスクと接続した場合には回路の閉塞は起こらないため，ジャクソンリースに設計上の欠陥があったとはいえない．

②本ジャクソンリースは麻酔用器具として販売されていたが，医療現場においては人工呼吸にも用いられ，その際に他社製の器具と組み合わせて使用されていたこともあった．アコマ社はその実態を認識しており，また他社製品のなかには，組み合わせによって呼吸回路が閉塞するものがあったことより，販売にあたっては，使用者に対し，他社器具との接続箇所に閉塞が起こる組み合わせがあることを明示し，そのような組み合わせでは使用しないよう指示・警告するべきであった（＝指示・警告上の欠陥がある）．

③アコマ社は，平成9（1997）年に愛媛大病院で起きた同様2症例（以下，愛媛大2症例）の報告を受けた後，本ジャクソンリースの外箱に「注意書」を記載したシールを貼るようにしていた．しかしその注意書は，換気不全が起こりうる組み合わせについて「他社製人工鼻等」という記載のみで本気管切開チューブが含まれているかはわからず，換気不全についてのメカニズムについても記載がなかった．したがって，医療従事者が個々の呼吸補助用具ごとに回路閉塞の可能性を判断することは困難で，危険を告知する指示・警告としては不十分といえるため，アコマ社は原告に対し製造物責任を負うべきである．

⑵ 本気管切開チューブに設計上の欠陥または指示・警告上の欠陥があるか（被告企業2社の製造物責任）

①本気管切開チューブの接続部内径は，当時国内で販売されていた小児・新生児用のなかでもっとも狭かった（他社製品との差は2.2～6.5 mm）が，小児の換気に際し死腔を減らすための構造として合理的である．また，当時国内で販売されていたジャクソンリース16種類のうち11種類の製品とは閉塞を起こさないため，設計上の欠陥があるとはいえない．

②しかしその販売にあたっては，アコマ社製ジャクソンリースと接続した場合に回路の閉塞を起こす危険があったにもかかわらずその組み合わせで使用しないよう指示･警告しなかった．さらに，使用説明書に「標準型換気装置および麻酔装置に直接接続できる」と明記し，本ジャクソンリースとの接続も安全であるかのような表示をしていた．したがって，本気管切開チューブには指示・警告上の欠陥があったといえる．

③これに対してタイコ社は，本ジャクソンリースは付属品のマスクに接続して使用されるものであり，同社のカタログにもマスクと一体になった写真が掲載されているので，本気管切開チューブは「標準型麻酔装置」にはあたらないなどと主張した．しかし，カタログは販促目的で作成されるものであって製品の使用を限定するものではないこと，ジャクソンリースの接続は付属のマスクに限定する使用説明がないことなどから，タイコ社の主張は「失当（不当）」とされた．

⑶ タイコ社は，本気管切開チューブを豊島病院に納入した当時における科学または知見によっては同製品に設計上の欠陥または指示・欠陥があることを認識することができなかったといえるか（製造物責任法4条の開発危険の抗弁）

①この事故以前に，今回の事故と同一のメカニズム（長い新鮮ガス供給パイプをもつジャクソンリースと内径の狭い呼吸補助用具との組み合わせにより閉塞が生じる）によって発生した4件の事故があり，各症例で使用された呼吸補助用具はいずれもタイコ社製であった．タイコ社は，4件の事故のうち前述の愛媛大2症例について報告を受けており，本気管切開チューブと本ジャクソンリースとを接続した際の事故の可能性を認識できたはずであり，使用者に対して具体的な警告を発することができたといえる．

②それに対してタイコ社は，愛媛大2症例で接続不具合が判明した呼吸補助用具（人工鼻）と今回の気管切開チューブは形状も使用目的もまったく異なること，同様の接続部の形状をもつ製品はきわめて多いことから，そのなかのひとつである本気管切開チューブが不具合を起こすと予見することは不可能であったと主張した．

③しかし，愛媛大2症例での人工鼻と本気管切開チューブは，死腔を減らすという同一の設計意図に基づいた自社製品であり，今回の事故を類推できなかったとはいえない．また，上記の4件の事故もタイコ社製品が関係したものであり，本気管切開チューブに指示・警告上の欠陥があると認識できなかったとはいえないとして，タイコ社の主張は採用されなかった．また，タイコ社は，今回の事故は医療現場で「創意工夫」した使用により起こったものでそのリスク管理の責任も医療現場に委ねられること，また医師の基本的注意義務違反により起こったことなどから製造物責任を負わないと主張したが，医療器具の製造・輸入販売メーカーは現場の実態をふまえたうえで使用者に適切な指示・警告をして安

全性を確保する責任があるとして，その主張は退けられた．

④製造物責任法によって製造業者が免責されるためには，「製造物をその製造業者が引き渡した時における科学又は技術に関する知見によっては，当該製造物にその欠陥があることを認識することができなかったこと」を製造業者が証明しなければならないが，今回の事故の証拠からはそれらは証明できず，したがって気管切開チューブの指示・警告上の欠陥について製造物責任法の免責は受けず，製造物責任がある．

⑷ 担当医師に，ジャクソンリースと気管切開チューブの接続不具合につき，事前の安全確認を行う義務があり，同医師がこれを怠ったといえるか（被告東京都の不法行為責任または診療契約上の債務不履行責任）

①担当医師は，患児の人工換気に使用するジャクソンリースを選択するにあたって，院内には3種類のジャクソンリースがあったにもかかわらず，その構造や機能などを比較検討して本気管切開チューブとの組み合わせ使用に適合したものを使用するという過程を経ず，気管切開チューブとの接続部および回路閉塞の有無について安全点検をせずに使用したために，患児の換気不全を引き起こした．

②医師は，患者に対する適切な医療行為を行うことが職務である．医師が適切な医療行為を行う前提として，適切な医療器具を選択し，その器具は本来の目的に添って安全に機能する必要がある．今回の事故にかかわるジャクソンリースと気管切開チューブなどの呼吸補助器具は，それらが安全に機能しなければ患者の生命が危険にさらされるものであり，それらを組み合わせて使用する医師としては，少なくとも各器具の構造上の特徴や機能，使用上の注意などの基本的なことを理解したうえで使用器具を選択し，それらが安全に機能するかどうか事前に点検すべき注意義務がある．

③担当医師は前述の理由により，事前に接続不具合についての安全を確認すべき注意義務を怠った過失が認められる．したがって，医師を雇用し，病院を管理運営している東京都は，使用者責任を負う．

5）まとめ

本事故は，企業2社の製造物責任と東京都の不法行為責任とが競合して引き起こされたものであり，医療機器に関して製造物責任が問われためずらしいケースである．その後の報道（2005年3月）によると，医療機器会社幹部や医師等は不起訴になっている．国内の医療事故で，医療機器の会社関係者が刑事責任を問われた初のケースだったが，同地検は「他病院で起きた不具合事例を病院に知らせており，結果回避のための説明義務は果たしていた」と判断した．

3. 判例3[8~11)]

くも膜下出血のため入院していた患者が，入院中に低酸素脳症をきたしていわゆる植物状態になり，その後に死亡したことについて，看護師に生体情報モニタのアラーム設定の確認が不十分であった過失があったとして，損害賠償請求が認容された事例

（損害賠償請求事件，令和2年6月4日判決，東京地方裁判所民事第35部，平成29年（ワ）第43575号）

1）事例の概要

本事例の原因は，担当の看護師が生体情報モニタの設定を誤り，見落としたことにある．それにより，くも膜下出血のために入院していた患者（当時66歳，男性，以下，亡A）が，低酸素脳症をきたしていわゆる植物状態になり，その後死亡したという医療事故（過誤）である．

患者の遺族は東京地裁に提訴し，病院の医師または看護師がベッドサイドモニタのアラーム設定を誤ってこれを見落とした過失，鎮静剤を不適切かつ過剰に投与した過失，患者の監視・観察を怠った過失があり，さらにモニタおよびその管理システムを製造・販売した会社（被告E, F）に対しても，製造物責任法における仕様設計上の欠陥ないし不法行為における過失，指示・警告・説明上の欠陥または不法行為における過失があったと主張した．

以下，事例の概要について，時系列的にポイントを述べる．

・亡Aは，被告Dの開設する大学病院（以下，本件病院）において，くも膜下出血との診断を受け，ICUに入院した．

・本件病院の医療従事者は，亡Aを暗室管理として，鎮静剤の投与を行うとともに，入院当日，亡Aのベッドサイドモニタにて，アラームが鳴り続けることによる刺激を避けるため，動脈血酸素飽和度（SpO_2），無呼吸（APNEA）などのアラーム設定をオフにした．

・入院翌日の検査の結果，出血拡大や明らかな動脈瘤を示す所見はなかった．したがって，手術の必要はないと同時点で判断し，暗室管理が解除され，亡AはHCU（高度治療室）に転床した．

・入院3日目，本件病院の看護師は，バイタルに関する医師の指示に従い，HCUのベッドサイドモニタで，SpO_2，APNEAなどのアラー

keyword

ICU, HCU (SHCU), SICU

ICU（intensive care unit：集中治療室）は診療科を問わず，重篤な急性機能不全の患者や手術後の容態観察が必要な患者のケアを行う医療室であり，他にも目的に応じたICUが病院には設置されている．

HCU（high care unit：高度治療室）は重症化リスクがある患者用のICU．大きな手術後で経過観察が必要となる患者など．SHCUは外科系の高度治療室．

SICU（surgical intensive care unit：外科系集中治療室）は従来の術後回復室を高度化したもの．おもに全身麻酔による外科手術直後の患者の容態安定までの短期収容場所．

Tips

暗室管理

くも膜下出血の患者への対応として，交感神経を刺激せず，バイタル（血圧など）を安定させるため，鎮痛，鎮静，降圧療法を実施する際の管理方法を指す．具体的には，部屋は暗室にして光刺激がないようにしたり，音量も最小限にする必要があるため，可能なかぎりパーテーションで区切ったり，医療従事者の足音などにも注意が必要となる．

ム設定を行い，これらのアラーム設定をオンにした．

・その後電子カルテ上で，ICUからHCUへの転室・転床操作を行ったところ，被告E社製の生体情報管理システムおよびセントラルモニタの機能により，ICUのベッドサイドモニタのアラーム設定（転床元）が，HCUのベッドサイドモニタ（転床先）に自動的に上書きされ，SpO_2，APNEA，呼吸数などのアラーム設定が再度オフとなっていた．

・入院8日目の午前5時頃，亡Aは呼吸が停止し，顔面蒼白の状態で発見された．なお，このときまで上記アラームの設定はオフのままであった．

・心肺蘇生措置の結果，心拍や自発呼吸は再開したが，低酸素脳症による重度意識障害などが後遺し，亡Aは約4年半後に死亡した．

2）事例の技術的解説

本件は，看護師による「バイタルサインをモニタし把握する」ということが技術的なポイントとなり，病院の医師または看護師の過失有無の争点としてあげられていた．

①看護師による見回りや目視による確認には限界があることから，ベッドサイドモニタの機能に頼らざるをえない．

②ベッドサイドモニタは経時的かつ正確に生体情報を把握することができる利点があることから，本件病院においては，1日2回，ベッドサイドモニタのアラーム設定画面からその設定内容を確認する，という手順が定められていた．

③①，②より本件病院の医療従事者は，亡Aの急変に備え，そのベッ

生体情報モニタのアラームについて

一般に，入院中の重篤な患者や高齢者に対しては，モニタを装着し観察することが行われている．一方，入院患者のモニタは設定によって何らかのアラームが頻繁に鳴ってしまうことが多く，その結果，医療従事者，とくに看護師が日常の慣れから関心が落ちてしまい（いわゆる「オオカミ少年現象」），アラームに対する対応が遅れがちになることも見受けられる．

今回の判例以外では，神戸地裁平成23年9月27日判決（判タ1373・209）で，入院中の患者が呼吸停止状態に陥って植物状態になり，敗血症などにより死亡した事案において，生体情報モニタ（心拍数）にかかわるアラームに気づかなかった看護師に過失があったとして，病院側の責任を認定している．

医薬品医療機器総合機構（PMDA）が発行する「医療安全情報 No.29（2011年4月発出，2020年4月改訂）」でも，セントラルモニタ，ベッドサイドモニタなどの取り扱い時の注意点が取り上げられている．この医療安全情報では，たとえば「適正なアラームの設定」として，心拍数や不整脈のアラームは患者の病態に応じて，適宜，設定を変更することで，頻繁なアラームを減らすことができる，と指摘されている．また，患者ごとにベッドサイドモニタなどの必要性をチームで検討し，アラームが鳴ったときの基本的な対応方針を明確にすることも指摘されている．

ドサイドモニタのアラームを医師の指示どおりに設定するとともに，その設定が維持されているかについて継続的に確認すべき注意義務があった．

以上より，そのうえで裁判所は，本件病院に注意義務違反があると判断した．

本件病院の看護師は，亡AのSHCUへの転床に伴って，一度は担当医師の指示どおりにSpO_2，APNEAなどのアラーム設定をオンにした．その後，電子カルテの転床操作によって再度SpO_2，APNEA，呼吸数などのアラームがオフとなったことを見落とした．また，1日2回の頻度でアラーム設定の内容を確認すべきところ，3月25日16時頃，アラームがオフに設定されてから，同月30日17時頃に亡Aが急変するまでの約5日間にわたり，誰もアラームがオフに設定されていたことに気付かなかった．したがって，本件病院の医療従事者には注意義務を怠ったことについて過失があったと認められた．

3）事例の争点

本事例にて，亡Aの相続人である原告らは，亡Aがいわゆる植物状態となり死亡するに至ったのは，下記の論点をもとに被告Dに対しては債務不履行または不法行為に基づき，被告Eおよび被告Fに対しては製造物責任または不法行為に基づき，損害賠償を請求した．

① 本件病院の医療従事者が生体情報モニタのアラーム設定を誤り，これを見落とした過失（転送元データが転送先に上書き）があった．

② ①同様，医療従事者が鎮静剤を不適切かつ過剰に投与した過失があった．

③ 生体情報モニタおよび管理システムを製造・販売した被告Eおよび被告Fに，製造物責任法における仕様設計上の欠陥ないし不法行為における過失があった．

④ ③同様，被告Eおよび被告Fに指示・警告上の欠陥ないし過失があった．

東京地裁は，本件病院の医療従事者が生体情報モニタのアラーム設定を誤り，これを見落とした過失があると判断し，本件病院の注意義務違反を認めた．

東京地裁は注意義務違反の判決のポイントとして，

① 亡Aはくも膜下出血を発症して本件病院のSICU，SHCUへ入院したことから，再出血をきたすなどにより容体が急変する危険性があった．

② ①に加え，再出血を防止するため十分な鎮静が必要とされていたのにもかかわらず，統合失調症（亡Aの既往症）の影響と思われる不穏な言動がみられたため，鎮静剤として成人投与量の上限であるフルニトラゼパム1回2mgの他，ニトラゼパム1回5mgが併用

投与されていた.

③ ②の薬剤の副作用に呼吸抑制が生じることがあったため，本件病院の医療従事者は，亡Aの血圧値をモニタするのみならず，呼吸状態にも気を配り，それらの急激な悪化があったときには，すぐにそれらを察知することができるように監視すべき注意義務があった.

の3点をあげた.

また，本事例の特殊性は，被告E社製のベッドサイドモニタ装置の製造物責任の有無が同時に問われ，原告が被告Eの機器の製造物責任についても損害賠償を請求したところにある．これは本件病院側が，ベッドサイドモニタのアラーム設定がオフに上書きされたのは，ベッドサイドモニタに仕様設計上，または添付文書における指示・警告上の欠陥などがあったからであり，病院には責任がないとの主張をしていたためと推測される.

本論点について東京地裁は，「本件各仕様は，転床前後でアラーム等の設定値に変更がない場合が多いことを想定し，従前の設定をそのまま引き継ぐことを基本として，変更が必要であれば転床操作後に行えば足りるという考え方に基づいて採用されていると推認されるところ，その考え方が不合理であるとか，通常有すべき安全性を欠くと認めるべき根拠はないし，転床のたびに上書きの有無について確認又は選択することは，かえって混乱を招きかねず，効率性を妨げる可能性もあるから，本件各仕様が仕様設計上の欠陥等に当たるとは認められない」などとして，製造物責任または不法行為に基づく損害賠償請求は理由がないと判断した.

結果的に，裁判所は，仮にベッドサイドモニタのアラーム設定がオフに上書きされたことについて本件病院の医療従事者には認識がなく，その責任がなかったとしても，アラームの設定内容が維持されていることを継続的に確認すべき注意義務を免れるものではないと判断した．なお，東京地裁判決について病院側からの控訴はなく，一審で確定している.

参考文献

1) 宇津木　伸，他：医事法判例百選．別冊ジュリスト，183，2006.
2) 日経メディカル編集：50の医療事故・判例の教訓―日常診療の落とし穴．日経BP社，2004.
3) 谷口郁雄：医療事故と裁判．日本評論社，2012.
4) 判例時報，1789，78～92，2002.
5) 民事法情報，201，34～38，2003.
6) 判例タイムズ，1136，208～222，2004.
7) 判例タイムズ，1133，97～115，2003.
8) 判例時報，2486，74～89，2021.

9) 判例タイムズ，1488，229〜247，2021.
10) 医師の職業倫理指針［第3版］
https://www.med.or.jp/doctor/rinri/i_rinri/000250.html，日本医師会，令和2年4月（改訂）平成23年12月
11) PMDA医療安全性情報 No.29．セントラルモニタ，ベッドサイドモニタ等の取扱い時の注意について
https://www.pmda.go.jp/files/000234783.pdf

第8章 通知

1 「医療機関等における医療機器の立会いに関する基準」について（依頼）（抜粋）

（平成18年11月10日　医政経発第1110001号　各都道府県衛生主管部（局）長あて厚生労働省医政局経済課長通知）

https://www.mhlw.go.jp/shingi/2007/11/dl/s1130-9c.pdf　を参照.

1）立会い基準が制定された背景

医療機器業界においては，これまでいわゆる「立会い」と称して，医療機関にさまざまな情報提供や，便益労務の提供が行われてきた．この背景には，学問・技術の進展により，開発・改良が急速に進む高度医療機器の存在があり，これらの医療機器を適正かつ安全に使用するためには，機器についての専門的な知見をもつ事業者の協力が必要とされてきたことがあった．一方では，この医療現場での「立会い」という行為が，医療機器の選定や購入に際し，不適切な取り引きの手段とみなされ，また，事業者が医療現場に立ち入ることが医療関連法規に抵触するおそれもあるため，行政から見直しを求められるようになった．このような経緯のもと，平成18（2006）年に「医療機関等における医療機器の立会いに関する基準」が制定された．

keyword

便益労務

医療機器の選択または購入を誘引する手段として提供する便益，労務その他の役務（医療機器業公正取引協議会）.

2）立会いに関する基本方針

①「立会い」とは医療機関等の管理下にある患者に対して，医師等の医療担当者が診療や治療を行うにあたり，事業者（業者）がその医療現場に立ち入り，医療機器に関する情報提供や便益労務の提供を行うことをいう．

②立会い基準は「患者に対して診断や治療が行われている医療現場」に限定して適用されるものである．

③行為が医療法，医師法，歯科医師法，保健師助産師看護師法，臨床工学技士法，診療放射線技師法，労働者派遣法などの関連法規に抵触しないこと．行為の可否について疑義がある場合は，具体的な事例を添えて，厚生労働省または都道府県の医療関係担当部署に確認を行う．

keyword

医療現場

医療現場とは，医師等の医療担当者が現に患者に対して診断や治療を行っている場所，すなわち，診断中，治療中の場所を指す．

3) 制限される立会い

⑴ 医療機器の販売を目的とした立会い

業者が無償で立会いを行うことや，医療機器の取り引きを条件に立会いを要請された場合に要請を無償で受諾することは，医療機器の選定や購入を不当に誘引する手段となる．

⑵ 医療機関等に対する費用の肩代わりになる立会い

本来，医療機関が自ら負担すべき費用を，事業者が肩代わりすることは，医療機関への資金の補填につながる．

4) 制限されない立会い

⑴ 自社の取り扱う医療機器の適正使用の確保のための立会い

①新規納入した場合

②既納入品にバージョンアップなどがなされた場合

③試用のための貸出しの場合

④直接の使用者（医療担当者）が交代した場合

⑤緊急時，災害時における対応

無償で提供できる立会い回数は，①～⑤のすべてについて，1手技1診療科に対し4回を限度とする．期間は，①，②，④については4カ月以内とし，③については医療機関と取り決めた期間，⑤については緊急事態解消または災害期間終了までとする．

⑵ 自社の取り扱う医療機器の安全使用のための立会い

①新規納入時における立会い終了後の保証期間内

②故障修理後の動作確認など

③保守点検後の動作確認など

無償で提供できる立会い回数は，①については上記（1）①の終了後，月1回を限度とし，期間は12カ月以内とする．②，③については，修理または点検終了後1回とする．

⑶ 在宅医療における医療機器の適正使用の確保と安全使用のための立会い

①医療担当者が行う患者への医療機器の使用・操作方法の説明などを補足するための立会い

②医療機器の賃貸借および保守点検業務に関する契約事項の履行のための立会い

無償で提供できる立会い回数は，①については一つの医療機器につき，1診療科に対し，4回を限度とし，②については省令（医療法施行規則）に基づくものとする．期限は設定されていない．

5) 立会い実施確認書

上記4）で定める制限されない立会いを行うにあたっては，医療機器業公正取引協議会が定めた「立会い実施確認書」をあらかじめ，医療機関等から入手しなければならない．立会い実施確認書の記載項目には，対象医療機器名，手技名，立会い目的，回数および予定期間，事業者が立会いを行うことの患者へのインフォームドコンセントの実施，院内規則の遵守などがある．立会い実施確認書の保存期間は5年間である．

2 医師及び医療関係職と事務職員等との間等での役割分担の推進について

（平成19年12月28日　医政発第1228001号　各都道府県知事あて厚生労働省医政局長通知）

https://www.mhlw.go.jp/web/t_doc?dataId=00tb3694&dataType=1&pageNo=1　を参照．

医療法には，医師，歯科医師，薬剤師，看護師その他の医療の担い手は医療を受ける者に対し良質かつ適切な医療を行うこと，および良質かつ適切な医療を効率的に提供する体制の確保を図ることがうたわれている．良質な医療を継続的に提供していくためには，各医療機関に勤務する医療職が，互いに過重な負担がかからないように，適切に役割分担を図り，業務を遂行していくことが重要である．役割分担に際しては，医師法（昭和23年法律第201号）等の各種医療関連法規により，各職種に認められている業務範囲を逸脱しないように注意する必要がある．また，各医療機関における実情を把握し，各業務における管理者および担当者間において責任の所在を明確にしたうえで，具体的な連携・協力方法を決定し実施することが肝要である．

医師，看護師等の医療関係職と事務職員等との役割分担では，書類作成等については，一定の条件下で，医師に代わって，事務職員が診断書，診療録，処方せん等の記載等を代行することが可能である．ただし，記載等を代行する事務職員については，個人情報の取り扱いに十分留意し，関係する業務について一定の知識を有する者が望ましいとされている．また，診察や検査等の予約に際し，オーダリングシステムへの入力の代行も可能である．院内の物品の運搬，補充，患者の検査室等への移送については，物品運搬のシステムの整備，患者の状態を総合的に判断したうえで，事務職員や看護補助者を活用することは可能である．

医師と助産師の役割分担では，正常の経過をたどる妊婦や母子の健康管理や正常分娩の管理は助産師の業務として認められた．

医師と看護師等の医療関係職との役割分担では，在宅等の患者に，医師の事前の指示に基づいて，その範囲内で看護師が薬剤の投与量を調整することが認められた．また，救急医療等において，事前に整備しておいた対応方針に基づいて，看護師が診療の優先順位の決定を行えることが認められた．

患者・家族への説明は，医師による治療方針の決定や病状の説明等の前後に，看護師等の医療関係職が補足的な説明を行うことが可能になった．また，採血，検査についての説明も看護職員および臨床検査技師が行うことができるとされた．

医療機器の管理については，臨床工学技士の積極的な活用を図り，医療安全の確保および医師等の負担軽減を図ることが提唱されている．

3 医療スタッフの協働・連携によるチーム医療の推進について

（平成22年4月30日医政発0430第1号　各都道府県知事あて厚生労働省医政局長通知）

https://www.mhlw.go.jp/shingi/2010/05/dl/s0512-6h.pdf　を参照．

チーム医療とは，医療に従事する各職種が，目的と情報を共有し，それぞれの職種の専門性を発揮して業務を分担しつつ，お互いに意見を出し合い，補完し合いながら患者に良質な医療を提供するというものである．チーム医療が求められるようになった背景には，医療技術の高度化・複雑化が急速に進む現在の医療界において，患者に高度で安全な医療を提供するためには，医師や看護師など特定の職種のみでは対応が不可能になってきたことがある．

本通知では，医療スタッフの協働・連携によるチーム医療の推進とそれに伴う快適な職場環境の形成，効率的な業務運営の実施を求めている．さらに，各医療スタッフの養成機関・各種学会等におけるチーム医療に関する教育・啓発を推奨している．

薬剤師は，薬剤の専門家として主体的に薬物療法に参加することでチーム医療に貢献できる．現行制度のもとで，薬剤師が取り組むことができる9項目の業務例が記載されている．

リハビリテーション関係職種では，理学療法士，作業療法士，言語聴覚士による喀痰等の吸引を業務として認めた．また，作業療法士を積極的に活用する業務について記載されている．

管理栄養士は，疾病の治療や健康の維持増進に必要な食生活上の指導や栄養状態の評価を行う専門家として，チーム医療に参画する．医師の包括的な指導のもと，一般食・特別治療食の食事内容や形態の提案，経腸栄養剤の種類の選択・変更の提案などを行うことが記載されている．

臨床工学技士では，近年の医療機器の多様化・高度化に伴い，その操作や保守点検に必要とされる知識・技術の専門性が高まるなか，喀痰等の吸引，動脈留置カテーテルからの採血が業務として認められた*．

診療放射線技師では，放射線治療・検査・管理や画像検査等に関する業務が増大するなか，画像診断における読影の補助，放射線検査等に関する説明・相談が認められた．

*：第2章p.14参照．

keyword

医療ソーシャルワーカー
medical social worker：MSW．医療機関に勤務し，患者や患者家族が抱える心理的・社会的問題について，社会保障・社会福祉制度の観点から相談に応じる専門職．

その他の医療職種（歯科医師，看護職員，歯科衛生士，臨床検査技師，介護職員等）についても，各職種を積極的に活用することが提唱されている．

また，医療ソーシャルワーカー（MSW）や診療情報管理士等，医療クラーク，看護補助者などの事務職員を効果的に活用することも記載されている．

keyword

医療クラーク

医師の指示のもとに書類（診断書や主治医意見書等）作成，検査予約等の医療関係事務を処理する事務職員．

4 医療機器に係る安全管理のための体制確保に係る運用上の留意点について

（令和3年7月8日 医政総発0708第1号 医政地発0708 第1号 医政経発 0708 第2号　各都道府県衛生主管部（局）長あて 厚生労働省医政局総務課長　厚生労働省医政局地域医療計画課長　厚生労働省医政局経済課長通知）

https://www.mhlw.go.jp/content/10800000/000898766.pdf　を参照．

医療法（昭和23年法律第205号．以下「法」という）第6条の12および医療法施行規則（昭和23年厚生省令第50号．以下「規則」という）第1条の11の規定に基づき，病院，診療所または助産所の管理者が講ずべき医療機器に係る安全管理のための体制確保のための措置をとることが要請された．その措置については，平成18（2006）年の医療法改正を受けて，平成19（2007）年に通知され，この体制確保に係る運用にあたっては，「医療機器に係る安全管理のための体制確保に係る運用上の留意点について」（平成30年6月12日付け医政地発0612第1号・医政経発0612第1号　厚生労働省医政局地域医療計画課長・経済課長連名通知）に留意点が示された．今般，平成30年度から令和2年度までの間に実施した厚生労働行政推進調査事業「医療機器の保守点検指針の作成等に関する研究」において，「医療機関における生命維持管理装置等の研修および保守点検の指針」（別添1）および「医療機関における放射線関連機器等の研修および保守点検の指針」（別添2）が策定されたことに伴い，前通知を廃止し，今後，安全管理体制確保措置については下記のとおりとすることになった．

1）医療機器安全管理責任者

(1) 資格

病院等の管理者は，医療機器の安全使用のための医療機器安全管理責任者を配置することが定められている．医療機器安全管理責任者は，医療機器の適切な使用方法，保守点検の方法等，医療機器に関する十分な経験および知識を有する常勤職員であり，医師，歯科医師，薬剤師，助産師（助産所の場合），看護師，歯科衛生士（主として歯科医業を行う診療所），診療放射線技師，臨床検査技師または臨床工学技士のいずれかの資格を有していなければならない．さらに，医療機器の適切な保守を含めた包括的な管理に係る実務を行うことができる者でなければならない．

⑵ 他の役職との兼務

病院における医療機器安全管理責任者は，管理者との兼務は不可であるが，他の役職との兼務は可能である．

⑶ 安全管理のための体制を確保しなければならない医療機器

医薬品，医療機器等の品質，有効性及び安全性の確保等に関する法律（昭和35年法律第145号．以下「医薬品医療機器等法」という）第2条第4項に規定する医療機器のうち，当該病院等が管理するものすべてで，患者の自宅その他病院等以外の場所で使用される医療機器も含まれる．

⑷ 業務

病院等の管理者の指示のもとに，安全管理委員会との連携のもと，次に掲げる業務を行う．

①従業者に対する医療機器の安全使用のための研修の実施

②医療機器の保守点検に関する計画の策定および保守点検の適切な実施

③医療機器の安全使用のために必要となる情報の収集その他の医療機器の安全使用を目的とした改善のための方策の実施

2）従業者に対する医療機器の安全使用のための研修

⑴ 研修の目的と内容

本研修は，個々の医療機器を適切に使用するための知識および技能の習得または向上を目的として行われる．具体的には次に掲げるようなものがある．

①新しい医療機器の導入時の研修

②特定機能病院における定期研修

特定機能病院においては，特に安全使用に際して技術の習熟が必要と考えられる医療機器に関しての研修を年2回程度，定期的に行い，その実施内容について記録すること．

⑵ 研修の実施形態と研修対象者

実施形態は問わないものとする．対象は，病院等において当該医療機器の使用に携わる医療従事者等の従業者である．

⑶ 研修内容

①医療機器の有効性・安全性に関する事項

②医療機器の使用方法に関する事項

③医療機器の保守点検に関する事項

④医療機器の不具合等が発生した場合の対応（施設内での報告，行政機関への報告等）に関する事項

⑤医療機器の使用に関して特に法令上遵守すべき事項

keyword

特に安全使用に際して技術の習熟が必要と考えられる医療機器

①人工心肺装置および補助循環装置，②人工呼吸器，③血液浄化装置，④除細動装置（自動体外式除細動器（AED）を除く），⑤閉鎖式保育器，⑥診療用高エネルギー放射線発生装置（直線加速器等），⑦診療用粒子線照射装置，⑧診療用放射線照射装置（ガンマナイフ等）．

(4) 研修において記録すべき事項

上記2) の (1) ①, ②の研修については, 開催または受講日時, 出席者, 研修項目のほか, 研修の対象とした医療機器の名称, 研修を実施した場所（当該病院等以外の場所での研修の場合）等を記録すること. また, 上記2) の (1) ②に掲げる研修が必要と考えられる医療機器については,「医療機関における生命維持管理装置等の研修および保守点検の指針」および「医療機関における放射線関連機器等の研修および保守点検の指針」もふまえて研修の記録を行うこと. なお, 当該記録は, 各病院等において適切な保存期間を定め, 適切に保存すること.

3) 医療機器の保守点検に関する計画の策定および保守点検の適切な実施

計画の策定にあたっては, 医薬品医療機器等法の規定に基づき, 添付文書に記載されている保守点検に関する事項を参照し, 必要に応じて, 当該医療機器の製造販売業者に情報提供を求める.

(1) 保守点検計画を策定すべき医療機器

医療機器の特性等に鑑み, 保守点検が必要と考えられる医療機器については, 機種別に保守点検計画を策定する.

(2) 保守点検計画において記載すべき事項

①医療機器名, ②製造販売業者名, ③型式, ④保守点検をする予定の時期, 間隔, 条件等.

(3) 保守点検の適切な実施

個々の医療機器ごとに以下の保守点検の状況を記録する.

①医療機器名

②製造販売業者名

③型式, 型番, 購入年

④保守点検の記録（年月日, 保守点検の概要および保守点検者名）

⑤修理の記録（年月日, 修理の概要および修理者名）

(4) 医療機器の安全使用のために必要となる情報の収集その他の医療機器の安全使用を目的とした改善のための方策の実施

①医療機器の添付文書, 取扱説明書等を整理し管理する.

②医療機器に係る安全性情報等を収集し, 得られた情報を当該医療機器に携わる者に提供する.

③得られた医療機器に係る安全性情報等を管理者に報告する.

(5) 安全管理体制確保措置

不明点は医政局の各担当課に問い合わせる.

keyword

保守点検が必要と考えられる医療機器

①人工心肺装置および補助循環装置, ②人工呼吸器, ③血液浄化装置, ④除細動装置（自動体外式除細動器（AED）を除く）, ⑤閉鎖式保育器, ⑥X線CT装置（医用X線CT装置）, ⑦診療用高エネルギー放射線発生装置（直線加速器等）, ⑧診療用粒子線照射装置, ⑨診療用放射線照射装置（ガンマナイフ等）, ⑩磁気共鳴画像診断装置（MRI装置）.

5 医療機器の不具合等報告の症例の公表及び活用について

https://www.mhlw.go.jp/web/t_doc?dataId=00tc5073&dataType=1&pageNo=1
https://www.pmda.go.jp/safety/reports/hcp/pmd-act/0003.html を参照.

1) 医薬品・医療機器等安全性情報報告制度の沿革

国が行う医薬品等の副作用の情報収集は，昭和42（1967）年より医療機関などをモニター施設に指定して報告を求めるモニター制度などにより行われていた．平成9（1997）年度には報告対象を全医療機関・薬局に拡大した．平成14（2002）年には薬事法を改正し，医師・薬剤師などから厚生労働省への副作用等の情報の報告（医薬品・医療機器等安全性情報報告制度）が義務化された．

医薬品・医療機器等安全性情報報告制度は，医療の現場においてみられる医薬品，医療機器または再生医療等製品の使用によって発生する健康被害等（副作用，感染症および不具合）の情報を医薬品，医療機器等の品質，有効性及び安全性の確保等に関する法律（昭和35年法律第145号）第68条の10第2項に基づき，医薬関係者が厚生労働大臣に報告する制度である．

報告された情報は，専門的観点から分析，評価され，必要な安全対策を講じるとともに，広く医薬関係者に情報を提供し，医薬品，医療機器および再生医療等製品の市販後安全対策の確保を図ることを目的としている．平成26（2014）年11月25日より，報告窓口は医薬品医療機器総合機構（PMDA）になった．

keyword

医薬品医療機器総合機構（PMDA：Pharmaceuticals and Medical Devices Agency）の業務

医薬品による健康被害に対して，迅速な救済を図り，医薬品や医療機器などの品質，有効性および安全性について，指導・審査し，市販後における安全性に関する情報の収集，分析，提供を行う．

2) 報告対象施設・報告者

すべての医療機関および薬局等を対象とし，薬局開設者，病院もしくは診療所の開設者または医師，歯科医師，薬剤師，登録販売者その他病院等において医療に携わる者のうち，業務上医薬品，医療機器または再生医療等製品を取り扱う者が報告者になる．

3) 報告対象となる情報

医薬品，医療機器または再生医療等製品の使用による副作用，感染症または不具合の発生（医療機器および再生医療等製品の場合は，健康被害が発生するおそれのある不具合も含む）について，保健衛生上の危害の発生または拡大を防止する観点から報告の必要があると判断した情報（症例）が報告対象となる．医薬品，医療機器または再生医療等製品との因果関係が必ずしも明確でない場合であっても報告の対象となる．また，医薬部外品および化粧品についても，健康被害等の情報を知った場合には，化粧品・医薬部外品安全性情報報告書により報告する．

4）情報の取り扱いと秘密保持

PMDAに報告された情報については，調査の結果を厚生労働大臣に通知する．原則として，当該医薬品，医療機器または再生医療等製品を供給する製造販売業者等へ情報提供する．

報告された情報については，安全対策の一環として公表することがあるが，その場合には，施設名および患者のプライバシー等に関する部分は公表しない．

5）報告期限

特に報告期限は定められていないが，保健衛生上の危害の発生または拡大防止の観点から，報告の必要性を認めた場合は速やかに報告する．

6 医療ガスの安全管理について

（令和2年8月17日　医政発0817第6号　各都道府県知事・各保健所設置市長・各特別区長あて厚生労働省医政局長通知）

https://www.jimga.or.jp/files/tanabe/200817_iryougasuanzenkanrituuti.pdf　を参照．

医療ガスの取り扱いに関して重大な事故やヒヤリ・ハット事例が報告されていることから，医療ガス設備の保守点検業務，医療ガス（酸素，亜酸化窒素，治療用空気，吸引，二酸化炭素，手術機器駆動用窒素等をいう．以下同じ）に係る安全管理のための職員研修等に関して留意すべき事項が，「医療ガスの安全管理について」（平成29年9月6日　医政発0906第3号　厚生労働省医政局長通知）（前通知）において示された．令和2（2020）年3月1日に，医療ガス設備に関する日本産業規格（JIS規格）が改正されたことをふまえ，新たなJIS規格にあわせた用語の変更等を行ったうえで，あらためて本通知が出された．本通知の発出に伴い，前通知は廃止された．

1）医療ガス安全管理委員会

(1) 目的

病院および患者を入院させるための施設を有する診療所（以下「病院等」）における医療ガスに係る安全管理を図り，患者の安全を確保することを目的として，医療ガス安全管理委員会（以下「委員会」）を設置する．なお，患者を入院させるための施設を有しない診療所については，委員会の設置は要しないこととするが，(3) の⑤に示す内容を遵守すること．

⑵ 委員会の構成

①委員には，原則として，医師または歯科医師，薬剤師，看護師，臨床工学技士および医療ガスに関する構造設備（以下「医療ガス設備」）の管理業務に従事する職員を含めること．また，麻酔，集中治療等を担当する麻酔科医が常時勤務している病院等にあっては，原則として当該麻酔科医を委員に含めること．

②委員会には，医療ガスの安全管理に係る業務の監督および総括を行う責任者として，医療ガス安全管理委員長（以下「委員長」）を置くこと．委員長は，病院等における医療安全管理についての知識を有し，かつ，医療ガスに関する知識と技術を有する者のなかから選任すること．

⑶ 委員会の業務等

①実施責任者の選任

委員会は，医療ガス設備の保守点検業務ならびに医療ガス設備の新設および増設工事，部分的な改造，修理等の施工監理業務を行う責任者（以下「実施責任者」）を定め，委員会の委員に含めること．実施責任者には，病院等の職員のうち医療ガス設備の正しい施工・取り扱い方法および高圧ガス（とくに酸素ガスと他の医療ガス）の誤接続の危険性について熟知し，医療ガスに関する専門知識と技術を有する者を任ずること．

②名簿の設置

委員会は，委員会の構成員を明らかにした名簿を備えておくこと．

③委員会の開催

委員長は委員会を年1回定期的に開催するとともに，必要に応じて適宜開催すること．

④委員会の業務

ア．委員会は，医療ガス設備について，実施責任者に保守点検業務を行わせること．また，委員長は，実施責任者による業務を指導および監督すること．

イ．委員会は，帳簿を備え，行われた日常点検および定期点検についての記録を保存すること．保存期間は2年間とすること．

ウ．委員会は，医療ガス設備の工事にあたり，病院等内の各臨床部門の職員に工事を実施する旨を周知徹底すること．また，工事完了後の臨

本通知の骨子

・病院等において，医療ガスを使用して診療を行う場合には，当該病院等の管理者は，医療ガス安全管理委員会を設置する．

・医療ガス設備の保守点検業務にあたっては，始業点検，日常点検および定期点検を実施する．

・医療ガス設備の工事にあたっては，医療ガスの種別の容易かつ確実な判別を可能とすることにより，誤接続を防止する．

・病院等の職員に対する医療ガスに係る安全管理のための研修を実施する．

床使用に先立って，委員会が選任した者に，適切な確認を行わせること．

エ．委員会は，病院等内の各臨床部門の職員に対し，医療ガスに係る安全管理に関する知識の普及および啓発に努めること．

オ．その他医療ガスに係る安全管理に関する事項．

⑤患者を入院させるための施設を有しない診療所については，委員会の設置は要しないこととするが，診療所の管理者等の医療ガスに関する知識と技術を有する者が，実施責任者として，医療ガス設備の保守点検業務および医療ガス設備の工事の施工監理業務を行い，日常点検および定期点検についての記録を2年間保存するなど，本通知の趣旨に鑑み適切な医療ガスに係る安全管理を行うこと．

2) 医療ガス設備の保守点検指針

この指針は，病院等における医療ガスに関する医療ガス設備の使用上の安全確保を目的とした保守点検業務にあたり，安全管理上留意すべき事項を示すものである．なお，高圧ガス（高圧ガス保安法（昭和26年法律第204号）第2条に規定する「高圧ガス」）に関する構造設備の保守点検業務については，高圧ガス保安法も遵守すること．

(1) 医療ガス設備の使用にあたっては，目的とする医療ガスを安定した状態で過誤なく患者に投与することが重要である．このため，医療ガス設備の保守点検業務にあたっては，次に掲げる点に留意する．

①医療ガス設備に用いられる機材を医療ガスの種別により特定化し，医療ガスの種別を容易かつ確実に判別することを可能とすることによって，種別の異なる医療ガス間の非互換性を確保し，誤接続を防止する．

②適正な使用材料および部品を選定し，また清潔を維持する．

③点検作業の終了後，設備が正常に動作することを確認する．

(2) 医療ガス設備の保守点検業務は，事前に定められた実施責任者が適切に実施する．

(3) 医療ガス設備の保守点検業務は，始業点検，日常点検および定期点検からなる．日常点検および定期点検について記録を作成し，保存すること．保存期間は2年間とする．

①始業点検

ア．医療機器を配管端末器（アウトレット）に接続する前および接続した際に，次の点を確認すること．

a 外観上の異常がないこと．

b ロック機能に異常がないこと．

c ガス漏れの音がしないこと．

d 医療ガスの種別の表示（記号，名称，識別色等）が明瞭であること．

e 配管端末器（アウトレット）に，使用していない機器等が接続されていないこと．

keyword
保守点検作業
保守点検業務には点検作業の終了後の動作確認を含む．

keyword
始業点検
患者に使用する医療機器を配管端末器（アウトレット）に接続する前に，当該配管端末器（アウトレット）に異常がないことを確認することをいう．

②日常点検

ア．1日1回以上実施すること．

イ．所定の様式に示されているチェックリストに準拠して実施すること．

ウ．日常点検後に，点検作業を実施したすべての医療ガス設備が安全で，機能が復旧していることを確認すること．

③定期点検

ア．病院等内の関係する各臨床部門の職員に対して，実施日程と実施内容を周知徹底すること．

イ．所定の様式に示されているチェックリストに準拠して実施すること．

ウ．点検作業のため，医療ガス設備の一部を一時閉止する際は，関係する区域の各臨床部門の職員と事前に十分な打ち合せを行うこと．また，医療ガスを停止した区域別遮断弁（シャットオフバルブ）または主遮断弁（メインシャットオフバルブ）およびその系統のすべての配管端末器（アウトレット）に，「使用禁止」等の注意表示を付すること．

エ．定期点検後に，点検作業を実施したすべての医療ガス設備が安全で，機能が復旧していることを確認すること．

3）医療ガス設備の工事施工監理指針

この指針は，病院等における医療ガスの使用上の安全確保を目的とした医療ガスに関する医療ガス設備の新設および増設工事，部分的な改造，修理等にあたり，安全管理上留意すべき事項を示すものである．

4）医療ガスに係る安全管理のための職員研修指針

この指針は，医療ガスの安全管理に関する知識の普及および啓発のための研修を，医療ガス安全管理委員会が，病院等内の各臨床部門の職員に対して実施するにあたって，留意すべき事項を示すものである．

5）医療ガスボンベの安全管理に関する留意点

⑴ 医療ガスボンベに関する一般的な留意点

単独で医療機器に接続して使用する高圧ガス容器（以下「ボンベ」）の使用にあたっては，医薬品ラベル等で医療ガスの種類を確認することにより，目的とする医療ガスが正しく医療機器等に接続されていることを確認すること．

医療ガスの種類によって，高圧ガス保安法（昭和26年法律第204号）に基づき容器保安規則（昭和41年通商産業省令第50号）で規定されるボンベの塗色と，日本産業規格（JIS）「医療ガス設備 JIS T 7101」で規定される医療ガス設備の識別色に違いがあることを理解すること．特に，酸素ボンベの塗色の違いに留意し，二酸化炭素ボンベとの誤認・取り違えを防ぐこと（表8-1）．

表8-1　特に注意すべき医療ガスボンベの塗色と医療ガス設備の識別色

医療ガスの種類	高圧ガス保安法に基づき容器保安規則で規定するボンベの塗色	「医療ガス設備 JIS T 7101」で規定する医療ガス設備の識別色
酸素	黒色	緑色
二酸化炭素	緑色	橙色

(2) 医療ガスボンベの保管および使用の方法に関する留意点

①保管方法

ア．充填されたボンベと空ボンベを区別して，ボンベ保管場所に保管すること．

イ．酸素，亜酸化窒素等支燃性ガスのボンベの保管場所の周囲2m以内においては，火気を使用せず，引火性または発火性の物を置かないこと．

ウ．ボンベは，直射日光の当たらない場所で，常に温度を40℃以下に保つこと．

エ．ボンベには，転落，転倒等による衝撃および容器弁（ボンベバルブ）の損傷を防止する措置を講じ，粗暴な取り扱いをしないこと．

オ．エチレンオキシドガス等の可燃性または毒性ガスのボンベは，風通しのよい場所に保管すること．

②使用方法

ア．ボンベの容器弁（ボンベバルブ）は，静かに開閉すること．

イ．転落，転倒等による衝撃および容器弁（ボンベバルブ）の損傷を受けないよう，粗暴な取り扱いをしないこと．

ウ．容器弁（ボンベバルブ）および圧力調整器に油脂類を付着させないこと．

エ．酸素ガスを使用する際には，設備（家庭用設備を除く）の周囲5m以内において，喫煙および火気の使用を禁じ，引火性または発火性の物を置かないこと．

オ．使用後は，容器弁（ボンベバルブ）を閉じること．

keyword

支燃性ガス

燃焼を助けるガス．酸素，塩素，フッ素，一酸化窒素など．

7　臨床工学技士学校養成施設カリキュラム等の関係法令等改正に伴う通知

厚生労働省医政局医事課より発出された令和4（2022）年の臨床工学技士学校養成施設カリキュラム等の関係法令等改正に伴う通知には，以下の1)～5) がある．

1）臨床工学技士学校養成所指定規則の一部を改正する省令の公布について（令和4年3月31日　医政発0331第62号）

https://www.jaefce.org/wp-content/uploads/2022/04/0331062.pdfを参照.

(1) 改正の趣旨

国民の医療へのニーズの増大と多様化，チーム医療の推進による業務の拡大，診療技術の進歩，医療機器の高度化・複雑化などによる，臨床工学技士を取り巻く環境の変化に伴う，求められる役割や知識等の変化に対応するため，「臨床工学技士学校養成所カリキュラム等改善検討会」において，臨床工学技士養成所等における教育内容の見直し等について検討が行われ，教育内容の見直しを行うとともに，総単位数を現行の93単位から101単位に引き上げること，臨床実習において必ず実施または見学させる行為を明確に定めること等の方向性が示されており，これをふまえ，指定規則について所要の改正を行った.

2）臨床工学技士養成所指導ガイドラインについて

（令和4年3月31日　医政発0331第63号）（「臨床工学技士学校養成所カリキュラム等改善検討会における法令関連の改正に関するQ&A」を含む）

https://www.jaefce.org/wp-content/uploads/2022/04/0331064.pdfを参照.

(1) 改正の趣旨

国民の医療へのニーズの増大と多様化，チーム医療の推進による業務の拡大等により，臨床工学技士に求められる役割や知識等は変化してきた．これら臨床工学技士を取り巻く環境の変化に対応するため，新たに「臨床工学技士養成所指導ガイドライン」が定められた.

なお，本ガイドラインは，令和5（2023）年4月1日から適用することとし，「臨床工学技士養成所指導ガイドラインについて」（平成27年3月31日　医政発0331第31号　都道府県知事宛本職通知，以下「旧ガイドライン」）は，令和5年3月31日をもって廃止された．ただし，臨床工学技士法（昭和62年法律第60号）第14条第2号に該当する者については，旧ガイドラインを令和7（2025）年3月31日まで適用することとし，同法第14条第3号に該当する者については，旧ガイドラインを令和6（2024）年3月31日まで適用することとする.

3）臨床工学技士臨床実習指導者講習会の開催指針について

（令和4年3月31日　医政発0331第65号）

https://www.jaefce.org/wp-content/uploads/2022/04/0331065.pdfを参照.

(1) 目的

臨床工学技士の臨床実習に係る指導者講習会（以下「指導者講習会」）を開催する者が参考とすべき形式，内容等を定めることにより，指導者講習会の質の確保を図り，もって臨床工学技士養成の質の向上および臨床実習を行う養成施設における適切な指導体制の確保に資することを目的とする．

⑵ **開催指針**

①開催実施担当者：次に掲げる者で構成される指導者講習会実施担当者が，指導者講習会の企画，運営，進行等を行うこと．

ア．指導者講習会主催責任者

イ．指導者講習会企画責任者

ウ．指導者講習会世話人

②開催期間

実質的な講習時間の合計は，16時間以上であること．

③受講対象者

実務経験4年以上の臨床工学技士

④指導者講習会の形式

ワークショップ（参加者主体の体験型研修）形式

⑤指導者講習会におけるテーマ

次のア～エに掲げる項目を含むこと．また，必要に応じてオおよびカに掲げる項目を加えること．

ア．臨床工学技士養成施設における臨床実習制度の理念と概要

イ．臨床実習の到達目標と修了基準

ウ．臨床実習施設における臨床実習プログラムの立案

エ．臨床実習指導者の在り方（ハラスメント防止を含む）

オ．臨床実習指導者およびプログラムの評価

カ．その他臨床実習に必要な事項

⑥指導者講習会の修了

指導者講習会の修了者に対し，修了証書が交付されること．

⑶ **指導者講習会の開催手続き**

①指導者講習会を開催しようとする主催者は，開催日の2カ月前までに，確認依頼書（所定の様式）に関係書類を添えて，厚生労働省医政局医事課まで提出すること．

②指導者講習会終了後，少なくとも次に掲げる事項を記載した指導者講習会報告書を作成し，参加者に配布するとともに，厚生労働省医政局医事課まで提出すること．

ア．指導者講習会の名称

イ．主催者，共催者，後援者等の名称

ウ．開催日および開催地

エ．指導者講習会主催責任者の氏名

オ．指導者講習会参加者および指導者講習会修了者の氏名および人数

カ．指導者講習会の目標

キ．指導者講習会の進行表

ク．指導者講習会の概要

4) 臨床工学技士学校養成所指定規則第4条第1項第10号に規定する適当な実習指導者について

（令和4年3月31日医政発0331第67号）

https://www.jaefce.org/wp-content/uploads/2022/04/0331068.pdfを参照.

本通知は，令和7（2025）年4月1日から適用することとする.

(1) 適当な実習指導者

以下のいずれの要件も満たす者とする.

①各指導内容に対する専門的な知識に優れ，医師または臨床工学技士として5年以上の実務経験を有し，十分な指導能力を有すること.

②臨床工学技士の場合，厚生労働省が定める基準を満たす臨床実習指導者講習会を修了した臨床実習指導者であること.

(2) 臨床実習において学生に必ず実施させる行為および必ず見学させる行為の留意事項

①患者の安全の確保の観点から，学生が点検や組立て・準備などを行った医療機器をそのまま臨床へ提供することはせず，必ず指導にあたる者が自らの責任のもとで確認，または再度実施すること.

②学生自らが患者に実施する実習内容を行う場合は，臨床実習指導者が患者の同意を得た上で実施すること.

5) 臨床工学技士法第14条第4号の規定に基づき厚生労働大臣が指定する科目に関する協議などの事務手続きについて

（令和4年3月31日医政医発0331第7号）

https://www.mhlw.go.jp/content/10800000/000957419.pdfを参照.

臨床工学技士法（昭和62年法律60号．以下「法」）第14条第4号の規定に基づき厚生労働大臣が指定する科目（以下「指定科目」）については，臨床工学技士法第14条第4号の規定に基づき厚生労働大臣が指定する科目（昭和63年厚生省告示第99号．以下「旧告示第99号」）において定めていたが，法第14条に定める受験資格を満たす臨床工学技士に必要な知識および技能について見直しを行い，旧告示第99号を廃止し，臨床工学技士法第14条第4号の規定に基づき厚生労働大臣が指定する科目（令和4年厚生労働省告示第113号．以下「新告示」）を告示した．本通知では，新告示をふまえて，承認を受ける大学が指定科目の履修に関する協議を行う場合の手続きについて記載されている.

8　医師のタスク・シフト/シェアの推進に伴う業務拡大に伴う通知

（令和3年9月30日　医政発0930第16号　各都道府県知事あて厚生労働省医政局長）

https://www.hospital.or.jp/pdf/15_20210930_01.pdf　を参照.

1）背景

わが国の医療は，医師の長時間労働により支えられているという側面があり，この状況が続けば，医師が疲弊し本来あるべき医療ができなくなることが危惧され，医師の働き方改革についての議論が重ねられてきた．医師に対しては，令和6（2024）年4月から時間外労働の上限規制が適用される．一方，医師の業務については，日々進歩する医療技術への対応や質の高い医療を求める患者への対応が求められ，ますます繁多になっている．医療技術を要する臨床業務の他に，書類作成等の事務的な業務も増加の一途をたどっている．このような状況を打開し，医師の労働時間を短縮するためには，医師の業務のうち，他の職種に移管可能なものについて，タスク・シフト/シェアを早急に進めていく必要がある．

2）基本的な考え方

医療安全の確保および各医療関係職種の資格法における職種ごとの専門性を前提として，医療関連法規を遵守し，各個人の能力や各医療機関の体制，医師との信頼関係等もふまえつつ，多くの医療関係職種それぞれが自らの能力を生かしより能動的に対応できるよう，必要な取り組みを進めることが重要である．

3）タスク・シフト/シェアを効果的に進めるために留意すべき事項

（1）医療従事者全体の意識改革・啓発

（2）タスク・シフト/シェアを受ける側の医療関係職種の知識・技能を担保すること

（3）タスク・シフト/シェアを受ける側の医療関係職種の余力の確保

4）現行制度のもとで医師から他の医療関係職へのタスク・シフト/シェアが可能な業務の具体例

本通知では，各種医療関係職へのタスク・シフト/シェアが可能な業務の具体例が紹介されている．

臨床工学技士においては，以下のような業務が示されている．

（1）心臓・血管カテーテル検査・治療時に使用する生命維持管理装置の操作

⑵ 人工呼吸器の設定変更

⑶ 人工呼吸器装着中の患者に対する動脈留置カテーテルからの採血

⑷ 人工呼吸器装着中の患者に対する喀痰等の吸引

⑸ 人工心肺を施行中の患者の血液，補液および薬剤の投与量の設定および変更

⑹ 血液浄化装置を操作して行う血液，補液および薬剤の投与量の設定および変更

⑺ 血液浄化装置のバスキュラーアクセスへの接続を安全かつ適切に実施するうえで必要となる超音波診断装置によるバスキュラーアクセスの血管径や流量等の確認

⑻ 全身麻酔装置の操作

⑼ 麻酔中にモニターに表示されるバイタルサインの確認，麻酔記録の記入

(10) 全身麻酔装置の使用前準備，気管挿管や術中麻酔に使用する薬剤の準備

(11) 手術室や病棟等における医療機器の管理

(12) 各種手術等において術者に器材や医療材料を手渡す行為

(13) 生命維持管理装置を装着中の患者の移送

⑴～⑻ については，医師の具体的な指示のもとに臨床工学技士が行うことが可能とされている．

付録1　臨床工学技士法

臨床工学技士法

（昭和62年6月2日
法律第60号）

最終改正：令和4年6月17日法律第49号

第1章　総則

（目的）

第1条　この法律は，臨床工学技士の資格を定めるとともに，その業務が適正に運用されるように規律し，もつて医療の普及及び向上に寄与することを目的とする．

（定義）

第2条　この法律で「生命維持管理装置」とは，人の呼吸，循環又は代謝の機能の一部を代替し，又は補助することが目的とされている装置をいう．

2　この法律で「臨床工学技士」とは，厚生労働大臣の免許を受けて，臨床工学技士の名称を用いて，医師の指示の下に，生命維持管理装置の操作（生命維持管理装置の先端部の身体への接続又は身体からの除去であつて政令で定めるものを含む．以下同じ．）及び保守点検を行うことを業とする者をいう．

第2章　免許

（免許）

第3条　臨床工学技士になろうとする者は，臨床工学技士国家試験（以下「試験」という．）に合格し，厚生労働大臣の免許（以下「免許」という．）を受けなければならない．

（欠格事由）

第4条　次の各号のいずれかに該当する者には，免許を与えないことがある．

(1)　罰金以上の刑に処せられた者

(2)　前号に該当する者を除くほか，臨床工学技士の業務に関し犯罪又は不正の行為があつた者

(3)　心身の障害により臨床工学技士の業務を適正に行うことができない者として厚生労働省令で定めるもの

(4)　麻薬，大麻又はあへんの中毒者

（臨床工学技士名簿）

第5条　厚生労働省に臨床工学技士名簿を備え，免許に関する事項を登録する．

（登録及び免許証の交付）

第6条　免許は，試験に合格した者の申請により，臨床工学技士名簿に登録することによつて行う．

2　厚生労働大臣は，免許を与えたときは，臨床工学技士免許証を交付する．

（意見の聴取）

第7条　厚生労働大臣は，免許を申請した者について，第4条第3号に掲げる者に該当すると認め，同条の規定により免許を与えないこととするときは，あらかじめ，当該申請者にその旨を通知し，その求めがあつたときは，厚生労働大臣の指定する職員にその意見を聴取させなければならない．

（免許の取消し等）

第8条　臨床工学技士が第4条各号のいずれかに該当するに至つたときは，厚生労働大臣は，その免許を取り消し，又は期間を定めて臨床工学技士の名称の使用の停止を命ずることができる．

2　前項の規定により免許を取り消された者であつても，その者がその取消しの理由となつた事項に該当しなくなつたとき，その他その後の事情により再び免許を与えるのが適当であると認められるに至つたときは，再免許を与えることができる．この場合においては，第6条の規定を準用する．

（省令への委任）

第9条　この章に規定するもののほか，免許の申請，臨床工学技士名簿の登録，訂正及び消除並びに臨床工学技士免許証の交付，書換え交付，再交付，返納及び提出に関し必要な事項は，厚生労働省令で定める．

第3章　試験

（試験の目的）

第10条　試験は，臨床工学技士として必要な知識及び技能について行う．

（試験の実施）

第11条　試験は，毎年1回以上，厚生労働大臣が行う．

（臨床工学技士試験委員）

第12条　試験の問題の作成及び採点を行わせるため，厚生労働省に臨床工学技士試験委員（次項及び次条において「試験委員」という．）を置く．

2　試験委員に関し必要な事項は，政令で定める．

（不正行為の禁止）

第13条　試験委員は，試験の問題の作成及び採点について，厳正を保持し不正の行為のないようにしなければならない．

（受験資格）

第14条　試験は，次の各号のいずれかに該当する者でなければ，受けることができない．

(1)　学校教育法（昭和22年法律第26号）第90条第1項の規定により大学に入学することができる者（この号の規定により文部科学大臣の指定した学校が大学である場合において，当該大学が同条第2項の規定により当該大学に入学させた者を含む．）で，文部科学大臣が指定した学校又は都道府県知事が指定した臨床工学技士養成所において，3年以上臨床工学技士として必要な知識及び技能を修得したもの

(2)　学校教育法に基づく大学若しくは高等専門学校，旧大学令（大正7年勅令第388号）に基づく大学又は厚生労働省令で定める学校，文教研修施設若しくは養成所において2年（高等専門学校にあつては，5年）以上修業し，かつ，厚生労働大臣の指定する科目を修めた者で，文部科学大臣が指定した学校又は都道府県知事が指定した臨床工学技士養成所において，1年以上臨床工学技士として必要な知識及び技能を修得したもの

(3) 学校教育法に基づく大学若しくは高等専門学校，旧大学令に基づく大学又は厚生労働省令で定める学校，文教研修施設若しくは養成所において1年（高等専門学校にあつては，4年）以上修業し，かつ，厚生労働大臣の指定する科目を修めた者で，文部科学大臣が指定した学校又は都道府県知事が指定した臨床工学技士養成所において，2年以上臨床工学技士として必要な知識及び技能を修得したもの

(4) 学校教育法に基づく大学（短期大学を除く.）又は旧大学令に基づく大学において厚生労働大臣が指定する科目を修めて卒業した者

(5) 外国の生命維持管理装置の操作及び保守点検に関する学校若しくは養成所を卒業し，又は外国で臨床工学技士の免許に相当する免許を受けた者で，厚生労働大臣が前各号に掲げる者と同等以上の知識及び技能を有すると認定したもの

（試験の無効等）

第15条 厚生労働大臣は，試験に関して不正の行為があつた場合には，その不正行為に関係のある者に対しては，その受験を停止させ，又はその試験を無効とすることができる.

2 厚生労働大臣は，前項の規定による処分を受けた者に対し，期間を定めて試験を受けることができないものとすることができる.

（受験手数料）

第16条 試験を受けようとする者は，実費を勘案して政令で定める額の受験手数料を国に納付しなければならない.

2 前項の受験手数料は，これを納付した者が試験を受けない場合においても，返還しない.

（指定試験機関の指定）

第17条 厚生労働大臣は，厚生労働省令で定めるところにより，その指定する者（以下「指定試験機関」という.）に，試験の実施に関する事務（以下「試験事務」という.）を行わせることができる.

2 指定試験機関の指定は，厚生労働省令で定めるところにより，試験事務を行おうとする者の申請により行う.

3 厚生労働大臣は，他に指定を受けた者がなく，かつ，前項の申請が次の要件を満たしていると認めるときでなければ，指定試験機関の指定をしてはならない.

(1) 職員，設備，試験事務の実施の方法その他の事項についての試験事務の実施に関する計画が，試験事務の適正かつ確実な実施のために適切なものであること.

(2) 前号の試験事務の実施に関する計画の適正かつ確実な実施に必要な経理的及び技術的な基礎を有するものであること.

4 厚生労働大臣は，第2項の申請が次のいずれかに該当するときは，指定試験機関の指定をしてはならない.

(1) 申請者が，一般社団法人又は一般財団法人以外の者であること.

(2) 申請者が，その行う試験事務以外の業務により試験事務を公正に実施することができないおそれがあること.

(3) 申請者が，第30条の規定により指定を取り消され，その取消しの日から起算して2年を経過しない者であること.

(4) 申請者の役員のうちに，次のいずれかに該当する者があること.

イ この法律に違反して，刑に処せられ，その執行を終わり，又は執行を受けることがなくなつた日から起算して2年を経過しない者

ロ 次条第2項の規定による命令により解任され，その解任の日から起算して2年を経過しない者

（指定試験機関の役員の選任及び解任）

第18条 指定試験機関の役員の選任及び解任は，厚生労働大臣の認可を受けなければ，その効力を生じない.

2 厚生労働大臣は，指定試験機関の役員が，この法律（この法律に基づく命令又は処分を含む.）若しくは第20条第1項に規定する試験事務規程に違反する行為をしたとき，又は試験事務に関し著しく不適当な行為をしたときは，指定試験機関に対し，当該役員の解任を命ずることができる.

（事業計画の認可等）

第19条 指定試験機関は，毎事業年度，事業計画及び収支予算を作成し，当該事業年度の開始前に（指定を受けた日の属する事業年度にあつては，その指定を受けた後遅滞なく），厚生労働大臣の認可を受けなければならない．これを変更しようとするときも，同様とする.

2 指定試験機関は，毎事業年度の経過後3月以内に，その事業年度の事業報告書及び収支決算書を作成し，厚生労働大臣に提出しなければならない.

（試験事務規程）

第20条 指定試験機関は，試験事務の開始前に，試験事務の実施に関する規程（以下「試験事務規程」という.）を定め，厚生労働大臣の認可を受けなければならない．これを変更しようとするときも，同様とする.

2 試験事務規程で定めるべき事項は，厚生労働省令で定める.

3 厚生労働大臣は，第1項の認可をした試験事務規程が試験事務の適正かつ確実な実施上不適当となつたと認めるときは，指定試験機関に対し，これを変更すべきことを命ずることができる.

（指定試験機関の臨床工学技士試験委員）

第21条 指定試験機関は，試験の問題の作成及び採点を臨床工学技士試験委員（次項から第4項まで，次条及び第24条第1項において「試験委員」という.）に行わせなければならない.

2 指定試験機関は，試験委員を選任しようとするときは，厚生労働省令で定める要件を備える者のうちから選任しなければならない.

3 指定試験機関は，試験委員を選任したときは，厚生労働省令で定めるところにより，厚生労働大臣にその旨を届け出なければならない．試験委員に変更があつたときも，同様とする.

4 第18条第2項の規定は，試験委員の解任について準用する.

第22条 試験委員は，試験の問題の作成及び採点につ

いて，厳正を保持し不正の行為のないようにしなければならない．

（受験の停止等）

第23条　指定試験機関が試験事務を行う場合において，指定試験機関は，試験に関して不正の行為があつたときは，その不正行為に関係のある者に対しては，その受験を停止させることができる．

2　前項に定めるもののほか，指定試験機関が試験事務を行う場合における第15条及び第16条第1項の規定の適用については，第15条第1項中「その受験を停止させ，又はその試験」とあるのは「その試験」と，同条第2項中「前項」とあるのは「前項又は第23条第1項」と，第16条第1項中「国」とあるのは「指定試験機関」とする．

3　前項の規定により読み替えて適用する第16条第1項の規定により指定試験機関に納められた受験手数料は，指定試験機関の収入とする．

（秘密保持義務等）

第24条　指定試験機関の役員若しくは職員（試験委員を含む．次項において同じ．）又はこれらの職にあつた者は，試験事務に関して知り得た秘密を漏らしてはならない．

2　試験事務に従事する指定試験機関の役員又は職員は，刑法（明治40年法律第45号）その他の罰則の適用については，法令により公務に従事する職員とみなす．

（帳簿の備付け等）

第25条　指定試験機関は，厚生労働省令で定めるところにより，試験事務に関する事項で厚生労働省令で定めるものを記載した帳簿を備え，これを保存しなければならない．

（監督命令）

第26条　厚生労働大臣は，この法律を施行するため必要があると認めるときは，指定試験機関に対し，試験事務に関し監督上必要な命令をすることができる．

（報告）

第27条　厚生労働大臣は，この法律を施行するため必要があると認めるときは，その必要な限度で，厚生労働省令で定めるところにより，指定試験機関に対し，報告をさせることができる．

（立入検査）

第28条　厚生労働大臣は，この法律を施行するため必要があると認めるときは，その必要な限度で，その職員に，指定試験機関の事務所に立ち入り，指定試験機関の帳簿，書類その他必要な物件を検査させ，又は関係者に質問させることができる．

2　前項の規定により立入検査を行う職員は，その身分を示す証明書を携帯し，かつ，関係者の請求があるときは，これを提示しなければならない．

3　第1項に規定する権限は，犯罪捜査のために認められたものと解釈してはならない．

（試験事務の休廃止）

第29条　指定試験機関は，厚生労働大臣の許可を受けなければ，試験事務の全部又は一部を休止し，又は廃止してはならない．

（指定の取消し等）

第30条　厚生労働大臣は，指定試験機関が第17条第4項各号（第3号を除く．）のいずれかに該当するに至つたときは，その指定を取り消さなければならない．

2　厚生労働大臣は，指定試験機関が次の各号のいずれかに該当するに至つたときは，その指定を取り消し，又は期間を定めて試験事務の全部若しくは一部の停止を命ずることができる．

（1）第17条第3項各号の要件を満たさなくなつたと認められるとき．

（2）第18条第2項（第21条第4項において準用する場合を含む．），第20条第3項又は第26条の規定による命令に違反したとき．

（3）第19条，第21条第1項から第3項まで又は前条の規定に違反したとき．

（4）第20条第1項の認可を受けた試験事務規程によらないで試験事務を行つたとき．

（5）次条第1項の条件に違反したとき．

（指定等の条件）

第31条　第17条第1項，第18条第1項，第19条第1項，第20条第1項又は第29条の規定による指定，認可又は許可には，条件を付し，及びこれを変更することができる．

2　前項の条件は，当該指定，認可又は許可に係る事項の確実な実施を図るため必要な最小限度のものに限り，かつ，当該指定，認可又は許可を受ける者に不当な義務を課することとなるものであつてはならない．

第32条　削除

（指定試験機関がした処分等に係る審査請求）

第33条　指定試験機関が行う試験事務に係る処分又はその不作為について不服がある者は，厚生労働大臣に対し，審査請求をすることができる．この場合において，厚生労働大臣は，行政不服審査法（平成26年法律第68号）第25条第2項及び第3項，第46条第1項及び第2項，第47条並びに第49条第3項の規定の適用については，指定試験機関の上級行政庁とみなす．

（厚生労働大臣による試験事務の実施等）

第34条　厚生労働大臣は，指定試験機関の指定をしたときは，試験事務を行わないものとする．

2　厚生労働大臣は，指定試験機関が第29条の規定による許可を受けて試験事務の全部若しくは一部を休止したとき，第30条第2項の規定により指定試験機関に対し試験事務の全部若しくは一部の停止を命じたとき，又は指定試験機関が天災その他の事由により試験事務の全部若しくは一部を実施することが困難となつた場合において必要があると認めるときは，試験事務の全部又は一部を自ら行うものとする．

（公示）

第35条　厚生労働大臣は，次の場合には，その旨を官報に公示しなければならない．

（1）第17条第1項の規定による指定をしたとき．

（2）第29条の規定による許可をしたとき．

（3）第30条の規定により指定を取り消し，又は試験事務の全部若しくは一部の停止を命じたとき．

（4）前条第2項の規定により試験事務の全部若しくは一部を自ら行うこととするとき，又は自ら行つていた試験事務の全部若しくは一部を行わないこととするとき．

（試験の細目等）

第36条　この章に定めるもののほか，試験科目，受験手続，試験事務の引継ぎその他試験及び指定試験機関に関し必要な事項は厚生労働省令で，第14条第1号から第3号までの規定による学校又は臨床工学技士養成所の指定に関し必要な事項は文部科学省令，厚生労働省令で定める．

第4章　業務等

（業務）

第37条　臨床工学技士は，保健師助産師看護師法（昭和23年法律第203号）第31条第1項及び第32条の規定にかかわらず，診療の補助として生命維持管理装置の操作及び生命維持管理装置を用いた治療において当該治療に関連する医療用の装置（生命維持管理装置を除く．）の操作（当該医療用の装置の先端部の身体への接続又は身体からの除去を含む．）として厚生労働省令で定めるもの（医師の具体的な指示を受けて行うものに限る．）を行うことを業とすることができる．

2　前項の規定は，第8条第1項の規定により臨床工学技士の名称の使用の停止を命ぜられている者については，適用しない．

（特定行為の制限）

第38条　臨床工学技士は，医師の具体的な指示を受けなければ，厚生労働省令で定める生命維持管理装置の操作を行つてはならない．

（他の医療関係者との連携）

第39条　臨床工学技士は，その業務を行うに当たつては，医師その他の医療関係者との緊密な連携を図り，適正な医療の確保に努めなければならない．

（秘密を守る義務）

第40条　臨床工学技士は，正当な理由がなく，その業務上知り得た人の秘密を漏らしてはならない．臨床工学技士でなくなつた後においても，同様とする．

（名称の使用制限）

第41条　臨床工学技士でない者は，臨床工学技士又はこれに紛らわしい名称を使用してはならない．

（権限の委任）

第41条の2　この法律に規定する厚生労働大臣の権限は，厚生労働省令で定めるところにより，地方厚生局長に委任することができる．

2　前項の規定により地方厚生局長に委任された権限は，厚生労働省令で定めるところにより，地方厚生支局長に委任することができる．

（経過措置）

第42条　この法律の規定に基づき命令を制定し，又は改廃する場合においては，その命令で，その制定又は改廃に伴い合理的に必要と判断される範囲内において，所要の経過措置（罰則に関する経過措置を含む．）を定めることができる．

第5章　罰則

第43条　第13条又は第22条の規定に違反して，不正の採点をした者は，1年以下の懲役又は50万円以下の罰金に処する．

第44条　第24条第1項の規定に違反した者は，1年以下の懲役又は50万円以下の罰金に処する．

第45条　第30条第2項の規定による試験事務の停止の命令に違反したときは，その違反行為をした指定試験機関の役員又は職員は，1年以下の懲役又は50万円以下の罰金に処する．

第46条　第38条の規定に違反した者は，6月以下の懲役若しくは30万円以下の罰金に処し，又はこれを併科する．

第47条　第40条の規定に違反した者は，50万円以下の罰金に処する．

2　前項の罪は，告訴がなければ公訴を提起することができない．

第48条　次の各号のいずれかに該当する者は，30万円以下の罰金に処する．

（1）第8条第1項の規定により臨床工学技士の名称の使用の停止を命ぜられた者で，当該停止を命ぜられた期間中に，臨床工学技士の名称を使用したもの

（2）第41条の規定に違反した者

第49条　次の各号のいずれかに該当するときは，その違反行為をした指定試験機関の役員又は職員は，30万円以下の罰金に処する．

（1）第25条の規定に違反して帳簿を備えず，帳簿に記載せず，若しくは帳簿に虚偽の記載をし，又は帳簿を保存しなかつたとき．

（2）第27条の規定による報告をせず，又は虚偽の報告をしたとき．

（3）第28条第1項の規定による立入り若しくは検査を拒み，妨げ，若しくは忌避し，又は質問に対して陳述をせず，若しくは虚偽の陳述をしたとき．

（4）第29条の許可を受けないで試験事務の全部を廃止したとき．

附　則　抄

（施行期日）

第1条　この法律は，公布の日から起算して1年を超えない範囲内において政令で定める日から施行する．

（受験資格の特例）

第2条　臨床工学技士として必要な知識及び技能を修得させる学校又は養成所であつて，文部大臣又は厚生大臣が指定したものにおいて，この法律の施行の際現に臨床工学技士として必要な知識及び技能の修得を終えている者又はこの法律の施行の際現に臨床工学技士として必要な知識及び技能を修得中であり，その修得をこの法律の施行後に終えた者は，第14条の規定にかかわらず，試験を受けることができる．

第3条　この法律の施行の際現に病院又は診療所において，医師の指示の下に，適法に生命維持管理装置の操作及び保守点検を業として行つている者であつて，次の各号のいずれにも該当するに至つたものは，平成5年3月31日までは，第14条の規定にかかわらず，試験を受けることができる．

（1）学校教育法第56条の規定により大学に入学できる者又は政令で定める者

（2）厚生大臣が指定した講習会の課程を修了した者

（3）病院又は診療所において，医師の指示の下に，適

法に生命維持管理装置の操作及び保守点検を5年以上業として行つた者

第4条 旧中等学校令（昭和18年勅令第36号）による中等学校を卒業した者又は厚生労働省令の定めるところによりこれと同等以上の学力があると認められる者は，第14条第1号の規定の適用については，学校教育法第90条第1項の規定により大学に入学することができる者とみなす．

（名称の使用制限に関する経過措置）

第5条 この法律の施行の際現に臨床工学技士又はこれに紛らわしい名称を使用している者については，第41条の規定は，この法律の施行後6月間は，適用しない．

附　則（平成3年4月2日法律第25号）抄

（施行期日）

1　この法律は，平成3年7月1日から施行する．

附　則（平成5年11月12日法律第89号）抄

（施行期日）

第1条 この法律は，行政手続法（平成5年法律第88号）の施行の日から施行する．

（諮問等がされた不利益処分に関する経過措置）

第2条 この法律の施行前に法令に基づき審議会その他の合議制の機関に対し行政手続法第13条に規定する聴聞又は弁明の機会の付与の手続その他の意見陳述のための手続に相当する手続を執るべきことの諮問その他の求めがされた場合においては，当該諮問その他の求めに係る不利益処分の手続に関しては，この法律による改正後の関係法律の規定にかかわらず，なお従前の例による．

（聴聞に関する規定の整理に伴う経過措置）

第14条 この法律の施行前に法律の規定により行われた聴聞，聴問若しくは聴聞会（不利益処分に係るものを除く．）又はこれらのための手続は，この法律による改正後の関係法律の相当規定により行われたものとみなす．

（政令への委任）

第15条 附則第2条から前条までに定めるもののほか，この法律の施行に関して必要な経過措置は，政令で定める．

附　則（平成7年5月12日法律第91号）抄

（施行期日）

第1条 この法律は，公布の日から起算して20日を経過した日から施行する．

附　則（平成11年12月22日法律第160号）抄

（施行期日）

第1条 この法律（第2条及び第3条を除く．）は，平成13年1月6日から施行する．ただし，次の各号に掲げる規定は，当該各号に定める日から施行する．

(1) 第995条（核原料物質，核燃料物質及び原子炉の規制に関する法律の一部を改正する法律附則の改正規定に係る部分に限る．），第1305条，第1306条，第1324条第2項，第1326条第2項及び第1344条の規定　公布の日

附　則（平成13年6月29日法律第87号）抄

（施行期日）

第1条 この法律は，公布の日から起算して1月を超えない範囲内において政令で定める日から施行する．

（検討）

第2条 政府は，この法律の施行後5年を目途として，この法律による改正後のそれぞれの法律における障害者に係る欠格事由の在り方について，当該欠格事由に関する規定の施行の状況を勘案して検討を加え，その結果に基づいて必要な措置を講ずるものとする．

（再免許に係る経過措置）

第3条 この法律による改正前のそれぞれの法律に規定する免許の取消事由により免許を取り消された者に係る当該取消事由がこの法律による改正後のそれぞれの法律により再免許を与えることができる取消事由（以下この条において「再免許が与えられる免許の取消事由」という．）に相当するものであるときは，その者を再免許が与えられる免許の取消事由により免許が取り消された者とみなして，この法律による改正後のそれぞれの法律の再免許に関する規定を適用する．

（罰則に係る経過措置）

第4条 この法律の施行前にした行為に対する罰則の適用については，なお従前の例による．

附　則（平成13年7月11日法律第105号）抄

（施行期日）

第1条 この法律は，公布の日から施行する．ただし，次の各号に掲げる規定は，当該各号に定める日から施行する．

(1) 略

(2) 第56条に1項を加える改正規定，第57条第3項の改正規定，第67条に1項を加える改正規定並びに第73条の3及び第82条の10の改正規定並びに次条及び附則第5条から第16条までの規定　平成14年4月1日

附　則（平成13年12月12日法律第153号）抄

（施行期日）

第1条 この法律は，公布の日から起算して6月を超えない範囲内において政令で定める日から施行する．

（処分，手続等に関する経過措置）

第42条 この法律の施行前に改正前のそれぞれの法律（これに基づく命令を含む．以下この条において同じ．）の規定によってした処分，手続その他の行為であって，改正後のそれぞれの法律の規定に相当の規定があるものは，この附則に別段の定めがあるものを除き，改正後のそれぞれの法律の相当の規定によってしたものとみなす．

（罰則に関する経過措置）

第43条 この法律の施行前にした行為及びこの附則の規定によりなお従前の例によることとされる場合におけるこの法律の施行後にした行為に対する罰則の適用については，なお従前の例による．

（経過措置の政令への委任）

第44条 この附則に規定するもののほか，この法律の施行に関し必要な経過措置は，政令で定める．

附　則（平成18年6月2日法律第50号）抄

この法律は，一般社団・財団法人法の施行の日から施行する．

附　則（平成19年6月27日法律第96号）抄

（施行期日）

第1条　この法律は，公布の日から起算して6月を超えない範囲内において政令で定める日から施行する．

附　則（平成23年6月24日法律第74号）抄

（施行期日）

第1条　この法律は，公布の日から起算して20日を経過した日から施行する．

附　則（平成26年6月4日法律第51号）抄

（施行期日）

第1条　この法律は，平成27年4月1日から施行する．

（処分，申請等に関する経過措置）

第7条　この法律（附則第1条各号に掲げる規定については，当該各規定．以下この条及び次条において同じ．）の施行前にこの法律による改正前のそれぞれの法律の規定によりされた許可等の処分その他の行為（以下この項において「処分等の行為」という．）又はこの法律の施行の際現にこの法律による改正前のそれぞれの法律の規定によりされている許可等の申請その他の行為（以下この項において「申請等の行為」という．）で，この法律の施行の日においてこれらの行為に係る行政事務を行うべき者が異なることとなるものは，附則第2条から前条までの規定又はこの法律による改正後のそれぞれの法律（これに基づく命令を含む．）の経過措置に関する規定に定めるものを除き，この法律の施行の日以後におけるこの法律による改正後のそれぞれの法律の適用については，この法律による改正後のそれぞれの法律の相当規定によりされた処分等の行為又は申請等の行為とみなす．

2　この法律の施行前にこの法律による改正前のそれぞれの法律の規定により国又は地方公共団体の機関に対し報告，届出，提出その他の手続をしなければならない事項で，この法律の施行の日前にその手続がされていないものについては，この法律及びこれに基づく政令に別段の定めがあるもののほか，これを，この法律による改正後のそれぞれの法律の相当規定により国又は地方公共団体の相当の機関に対して報告，届出，提出その他の手続をしなければならない事項についてその手続がされていないものとみなして，この法律による改正後のそれぞれの法律の規定を適用する．

（罰則に関する経過措置）

第8条　この法律の施行前にした行為に対する罰則の適用については，なお従前の例による．

（政令への委任）

第9条　附則第2条から前条までに規定するもののほか，この法律の施行に関し必要な経過措置（罰則に関する経過措置を含む．）は，政令で定める．

附　則（平成26年6月13日法律第69号）抄

（施行期日）

第1条　この法律は，行政不服審査法（平成26年法律第68号）の施行の日から施行する．

（経過措置の原則）

第5条　行政庁の処分その他の行為又は不作為についての不服申立てであってこの法律の施行前にされた行政庁の処分その他の行為又はこの法律の施行前にされた申請に係る行政庁の不作為に係るものについては，この附則に特別の定めがある場合を除き，なお従前の例による．

（訴訟に関する経過措置）

第6条　この法律による改正前の法律の規定により不服申立てに対する行政庁の裁決，決定その他の行為を経た後でなければ訴えを提起できないこととされる事項であって，当該不服申立てを提起しないでこの法律の施行前にこれを提起すべき期間を経過したもの（当該不服申立てが他の不服申立てに対する行政庁の裁決，決定その他の行為を経た後でなければ提起できないとされる場合にあっては，当該他の不服申立てを提起しないでこの法律の施行前にこれを提起すべき期間を経過したものを含む．）の訴えの提起については，なお従前の例による．

2　この法律の規定による改正前の法律の規定（前条の規定によりなお従前の例によることとされる場合を含む．）により異議申立てが提起された処分その他の行為であって，この法律の規定による改正後の法律の規定により審査請求に対する裁決を経た後でなければ取消しの訴えを提起することができないこととされるものの取消しの訴えの提起については，なお従前の例による．

3　不服申立てに対する行政庁の裁決，決定その他の行為の取消しの訴えであって，この法律の施行前に提起されたものについては，なお従前の例による．

（罰則に関する経過措置）

第9条　この法律の施行前にした行為並びに附則第5条及び前2条の規定によりなお従前の例によることとされる場合におけるこの法律の施行後にした行為に対する罰則の適用については，なお従前の例による．

（その他の経過措置の政令への委任）

第10条　附則第5条から前条までに定めるもののほか，この法律の施行に関し必要な経過措置（罰則に関する経過措置を含む．）は，政令で定める．

附　則（令和3年5月28日法律第49号）抄

（施行期日）

第1条　この法律は，令和6年4月1日から施行する．ただし，次の各号に掲げる規定は，当該各号に定める日から施行する．

1　第1条中医療法第104条の改正規定及び第14条の規定並びに次条並びに附則第3条，第13条第2項，第14条第2項，第15条第2項及び第18条の規定　公布の日

2　略

3　第9条から第12条までの規定並びに附則第13条第1項及び第3項，第14条第1項及び第3項，第15条第1項及び第3項，第16条，第17条，第22条並びに第23条の規定　令和3年10月1日

（検討）

第2条　政府は，この法律の施行後5年を目途として，この法律による改正後のそれぞれの法律（以下この条において「改正後の各法律」という．）の施行の状況等を勘案し，必要があると認めるときは，改正後の各法律の規定について検討を加え，その結果に基づいて

所要の措置を講ずるものとする．

（臨床工学技士法の一部改正に伴う経過措置）

第15条　令和7年4月1日前に臨床工学技士の免許を受けた者及び同日前に臨床工学技士国家試験に合格した者であって同日以後に臨床工学技士の免許を受けたものは，診療の補助として，第11条の規定による改正後の臨床工学技士法第37条第1項に規定する医療用の装置の操作として厚生労働省令で定めるものを行おうとするときは，あらかじめ，厚生労働大臣が指定する研修を受けなければならない．

2　厚生労働大臣は，第11条の規定の施行の日前においても，前項に規定する指定をすることができる．

3　病院又は診療所の管理者は，当該病院又は診療所に勤務する臨床工学技士のうちに第1項に規定する者がいる場合は，施行日までの間に，当該者に対し，同項に規定する研修の受講の機会を与えるように努めなければならない．

（罰則に関する経過措置）

第17条　この法律（附則第1条各号に掲げる規定については，当該各規定）の施行前にした行為に対する罰則の適用については，なお従前の例による．

（政令への委任）

第18条　この附則に定めるもののほか，この法律の施行に伴い必要な経過措置（罰則に関する経過措置を含む．）は，政令で定める．

附　則（令和4年6月17日法律第68号）抄

（施行期日）

1　この法律は，刑法等一部改正法施行日から施行する．ただし，次の各号に掲げる規定は，当該各号に定める日から施行する．

（1）第509条の規定　公布の日

臨床工学技士法施行令

（昭和63年2月23日 政令第21号）

最終改正：令和3年10月1日政令第203号

内閣は，臨床工学技士法（昭和62年法律第60号）第2条第2項，第12条第2項，第16条第1項及び附則第3条第1号の規定に基づき，この政令を制定する．

（生命維持管理装置の身体への接続等）

第1条　臨床工学技士法（以下「法」という．）第2条第2項の政令で定める生命維持管理装置の先端部の身体への接続又は身体からの除去は，次のとおりとする．

（1）人工呼吸装置のマウスピース，鼻カニューレその他の先端部の身体への接続又は身体からの除去（気管への接続又は気管からの除去にあつては，あらかじめ接続用に形成された気管の部分への接続又は当該部分からの除去に限る．）

（2）血液浄化装置の刺針その他の先端部のシャント，表在化された動脈若しくは表在静脈への接続又はシャント，表在化された動脈若しくは表在静脈からの除去

（3）生命維持管理装置の導出電極の皮膚への接続又は皮膚からの除去

（臨床工学技士試験委員）

第2条　法第12条第1項の臨床工学技士試験委員（以下「委員」という．）は，臨床工学技士国家試験を行うについて必要な学識経験のある者のうちから，厚生労働大臣が任命する．

2　委員の数は，50人以内とする．

3　委員の任期は，2年とする．ただし，補欠の委員の任期は，前任者の残任期間とする．

4　委員は，非常勤とする．

（受験手数料）

第3条　法第16条第1項の政令で定める受験手数料の額は，3万800円とする．

附　則　抄

（施行期日）

1　この政令は，法の施行の日（昭和63年4月1日）から施行する．

（受験資格の特例）

2　法附則第3条第1号の政令で定める者は，准看護婦とする．

附　則（平成元年3月22日政令第56号）

この政令は，平成元年4月1日から施行する．

附　則（平成3年3月19日政令第39号）

この政令は，平成3年4月1日から施行する．

附　則（平成5年9月29日政令第319号）

この政令は，公布の日から施行する．

附　則（平成9年3月24日政令第57号）抄

（施行期日）

1　この政令は，平成9年4月1日から施行する．

附　則（平成12年3月17日政令第65号）

この政令は，平成12年4月1日から施行する．

附　則（平成12年6月7日政令第309号）抄

（施行期日）

1　この政令は，内閣法の一部を改正する法律（平成11年法律第88号）の施行の日（平成13年1月6日）から施行する．

附　則（平成16年3月19日政令第46号）

この政令は，平成16年3月29日から施行する．

附　則（平成23年8月3日政令第248号）

この政令は，公布の日から施行する．

附　則（令和3年7月9日政令第203号）

（施行期日）

1　この政令は，令和3年10月1日から施行する．ただし，附則第3項の規定は，公布の日から施行する．

（令和7年4月1日前に臨床工学技士の免許を受けた者等に関する経過措置）

2　令和7年4月1日前に臨床工学技士の免許を受けた者及び同日前に臨床工学技士国家試験に合格した者であって同日以後に臨床工学技士の免許を受けたものは，診療の補助として，この政令による改正後の第1条第2号に掲げる行為（シャントへの接続及びシャントからの除去を除く．）を行おうとするときは，あらかじめ，厚生労働大臣が指定する研修を受けなければならない．

3　厚生労働大臣は，この政令の施行前においても，前項に規定する指定をすることができる．

4　病院（医療法（昭和23年法律第205号）第1条の5第

1項に規定する病院をいう.）又は診療所（同条第2項に規定する診療所をいう.）の管理者は，当該病院又は診療所に勤務する臨床工学技士のうちに附則第2項に規定する者がいる場合は，令和6年4月1日までの間に，当該者に対し，同項に規定する研修の受講の機会を与えるように努めなければならない.

（罰則に関する経過措置）

5　この政令の施行前にした行為に対する罰則の適用については，なお従前の例による.

臨床工学技士法施行規則

（昭和63年3月28日 厚生省令第19号）

最終改正：令和4年7月28日厚生労働省令第107号

臨床工学技士法（昭和62年法律第60号）第9条，第14条第2号及び第3号，第17条第2項，第20条第2項，第21条第2項及び第3項，第25条，第27条，第36条，第38条並びに附則第4条の規定に基づき，臨床工学技士法施行規則を次のように定める.

第1章　免許

（法第4条第3号の厚生労働省令で定める者）

第1条　臨床工学技士法（昭和62年法律第60号．以下「法」という.）第4条第3号の厚生労働省令で定める者は，視覚，聴覚，音声機能若しくは言語機能又は精神の機能の障害により臨床工学技士の業務を適正に行うに当たつて必要な認知，判断及び意思疎通を適切に行うことができない者とする.

（障害を補う手段等の考慮）

第1条の2　厚生労働大臣は，臨床工学技士の免許（第12条第2項第3号を除き，以下「免許」という.）の申請を行つた者が前条に規定する者に該当すると認める場合において，当該者に免許を与えるかどうかを決定するときは，当該者が現に利用している障害を補う手段又は当該者が現に受けている治療等により障害が補われ，又は障害の程度が軽減している状況を考慮しなければならない.

（免許の申請）

第1条の3　免許を受けようとする者は，様式第1号による申請書を厚生労働大臣に提出しなければならない.

2　前項の申請書には，次に掲げる書類を添えなければならない.

（1）戸籍の謄本若しくは抄本又は住民票の写し（住民基本台帳法（昭和42年法律第81号）第7条第5号に掲げる事項（出入国管理及び難民認定法（昭和26年政令第319号）第19条の3に規定する中長期在留者（以下「中長期在留者」という.）及び日本国との平和条約に基づき日本の国籍を離脱した者等の出入国管理に関する特例法（平成3年法律第71号）に定める特別永住者（以下「特別永住者」という.）については住民基本台帳法第30条の45に規定する国籍等）を記載したものに限る．第7条第2項において同じ.）（出入国管理及び難民認定法第19条の3各号に掲げる者については旅券その他の身分を証する書類の写し．第7条第2項において同じ.）

（2）視覚，聴覚，音声機能若しくは言語機能若しくは精神の機能の障害又は麻薬，大麻若しくはあへんの中毒者であるかないかに関する医師の診断書

（名簿の登録事項）

第2条　臨床工学技士名簿（以下「名簿」という.）には，次に掲げる事項を登録する.

（1）登録番号及び登録年月日

（2）本籍地都道府県名（日本の国籍を有しない者については，その国籍），氏名，生年月日及び性別

（3）臨床工学技士国家試験（以下「試験」という.）合格の年月

（4）免許の取消し又は名称の使用の停止の処分に関する事項

（5）再免許の場合には，その旨

（6）臨床工学技士免許証（以下「免許証」という.）を書換え交付し，又は再交付した場合には，その旨並びにその理由及び年月日

（7）登録の消除をした場合には，その旨並びにその理由及び年月日

（名簿の訂正）

第3条　臨床工学技士は，前条第2号の登録事項に変更を生じたときは，30日以内に，名簿の訂正を申請しなければならない.

2　前項の申請をするには，様式第2号による申請書に戸籍の謄本又は抄本（中長期在留者及び特別永住者については住民票の写し（住民基本台帳法第30条の45に規定する国籍等を記載したものに限る．第6条第2項において同じ.）及び前項の申請の事由を証する書類とし，出入国管理及び難民認定法第19条の3各号に掲げる者については旅券その他の身分を証する書類の写し及び同項の申請の事由を証する書類とする.）を添え，これを厚生労働大臣に提出しなければならない.

（登録の消除）

第4条　名簿の登録の消除を申請するには，様式第3号による申請書を厚生労働大臣に提出しなければならない.

2　臨床工学技士が死亡し，又は失の宣告を受けたときは，戸籍法（昭和22年法律第224号）による死亡又は失の届出義務者は，30日以内に，名簿の登録の消除を申請しなければならない.

（免許証の様式）

第5条　免許証は，様式第4号によるものとする.

（免許証の書換え交付申請）

第6条　臨床工学技士は，免許証の記載事項に変更を生じたときは，免許証の書換え交付を申請することができる.

2　前項の申請をするには，様式第2号による申請書に免許証及び戸籍の謄本又は抄本（中長期在留者及び特別永住者については住民票の写し及び同項の申請の事由を証する書類とし，出入国管理及び難民認定法第19条の3各号に掲げる者については旅券その他の身分を証する書類の写し及び同項の申請の事由を証する書類とする.）を添え，これを厚生労働大臣に提出しなければならない.

（免許証の再交付申請）

第7条　臨床工学技士は，免許証を破り，よごし，又は失つたときは，免許証の再交付を申請することができる．

2　前項の申請をするには，様式第5号による申請書に戸籍の謄本若しくは抄本又は住民票の写しを添え，これを厚生労働大臣に提出しなければならない．

3　第1項の申請をする場合には，手数料として3100円（情報通信技術を活用した行政の推進等に関する法律（平成14年法律第151号）第6条第1項の規定により同項に規定する電子情報処理組織を使用する場合にあつては，2950円）を納めなければならない．

4　免許証を破り，又はよごした臨床工学技士が第1項の申請をする場合には，申請書にその免許証を添えなければならない．

5　臨床工学技士は，免許証の再交付を受けた後，失つた免許証を発見したときは，5日以内に，これを厚生労働大臣に返納しなければならない．

（免許証の返納）

第8条　臨床工学技士は，名簿の登録の消除を申請するときは，免許証を厚生労働大臣に返納しなければならない．第4条第2項の規定により名簿の登録の消除を申請する者についても，同様とする．

2　臨床工学技士は，免許を取り消されたときは，5日以内に，免許証を厚生労働大臣に返納しなければならない．

（登録免許税及び手数料の納付）

第9条　第1条の3第1項又は第3条第2項の申請書には，登録免許税の領収証書又は登録免許税の額に相当する収入印紙をはらなければならない．

2　第7条第2項の申請書には，手数料の額に相当する収入印紙をはらなければならない．

第2章　試験

（試験科目）

第10条　試験の科目は，次のとおりとする．

（1）医学概論（公衆衛生学，人の構造及び機能，病理学概論及び関係法規を含む．）
（2）臨床医学総論（臨床生理学，臨床生化学，臨床免疫学及び臨床薬理学を含む．）
（3）医用電気電子工学（情報処理工学を含む．）
（4）医用機械工学
（5）生体物性材料工学
（6）生体機能代行装置学
（7）医用治療機器学
（8）生体計測装置学
（9）医用機器安全管理学

（試験施行期日等の公告）

第11条　試験を施行する期日及び場所並びに受験願書の提出期限は，あらかじめ，官報で公告する．

（受験の申請）

第12条　試験を受けようとする者は，様式第6号による受験願書を厚生労働大臣に提出しなければならない．

2　前項の受験願書には，次に掲げる書類を添えなければならない．

（1）法第14条第1号から第3号までに該当する者であるときは，修業証明書又は卒業証明書
（2）法第14条第4号に該当する者であるときは，卒業証明書及び同号に規定する厚生労働大臣が指定する科目を修めた旨を証する書類
（3）法第14条第5号に該当する者であるときは，外国の生命維持管理装置の操作及び保守点検に関する学校若しくは養成所を卒業し，又は外国で臨床工学技士の免許に相当する免許を受けた者であることを証する書面
（4）写真（出願前6月以内に脱帽して正面から撮影した縦6センチメートル横4センチメートルのもので，その裏面には撮影年月日及び氏名を記載すること．）

（法第14条第2号の厚生労働省令で定める学校，文教研修施設又は養成所）

第13条　法第14条第2号の厚生労働省令で定める学校，文教研修施設又は養成所は，次のとおりとする．

（1）保健師助産師看護師法（昭和23年法律第203号）第21条第1号，第2号又は第3号の規定により指定されている大学，学校又は看護師養成所
（2）診療放射線技師法（昭和26年法律第226号）第20条第1号の規定により指定されている学校又は診療放射線技師養成所
（3）臨床検査技師等に関する法律（昭和33年法律第76号）第15条第1号の規定により指定されている学校又は臨床検査技師養成所
（4）理学療法士及び作業療法士法（昭和40年法律第137号）第11条第1号若しくは第2号の規定により指定されている学校若しくは理学療法士養成施設又は同法第12条第1号若しくは第2号の規定により指定されている学校若しくは作業療法士養成施設
（5）視能訓練士法（昭和46年法律第64号）第14条第1号の規定により指定されている学校又は視能訓練士養成所
（6）義肢装具士法（昭和62年法律第61号）第14条第1号又は第2号の規定により指定されている学校又は義肢装具士養成所
（7）防衛省設置法（昭和29年法律第164号）第14条に規定する防衛医科大学校
（8）職業能力開発促進法（昭和44年法律第64号）第15条の7第1項第2号に規定する職業能力開発短期大学校，同項第3号に規定する職業能力開発大学校及び同法第27条第1項に規定する職業能力開発総合大学校（職業能力開発促進法及び雇用促進事業団法の一部を改正する法律（平成9年法律第45号）による改正前の職業能力開発促進法第27条第1項に規定する職業能力開発大学校並びに職業能力開発促進法の一部を改正する法律（平成4年法律第67号）による改正前の職業能力開発促進法第15条第2項第2号に規定する職業訓練短期大学校及び同法第27条第1項に規定する職業訓練大学校を含む．）

（法第14条第3号の厚生労働省令で定める学校，文教研修施設又は養成所）

第14条　法第14条第3号の厚生労働省令で定める学校，文教研修施設又は養成所は，次のとおりとする．

（1）前条各号に掲げる学校，文教研修施設又は養成所

(2) 視能訓練士法第14条第2号の規定により指定されている学校又は視能訓練士養成所
(3) 義肢装具士法第14条第3号の規定により指定されている学校又は義肢装具士養成所
(4) 学校教育法（昭和22年法律第26号）第58条第1項に規定する高等学校の専攻科
(5) 防衛省設置法第14条に規定する防衛大学校
(6) 国立研究開発法人水産研究・教育機構法（平成11年法律第199号）に基づく国立研究開発法人水産研究・教育機構，平成13年4月1日前の農林水産省組織令（平成12年政令第253号）第183条に規定する水産大学校（昭和59年7月1日前の農林水産省設置法（昭和24年法律第153号）第85条に規定する水産大学校及び平成13年1月6日前の農林水産省組織令（昭和27年政令第389号）第209条に規定する水産大学校を含む.）及び独立行政法人に係る改革を推進するための農林水産省関係法律の整備に関する法律（平成27年法律第70号）附則第14条の規定による廃止前の独立行政法人水産大学校法（平成11年法律第191号）に基づく独立行政法人水産大学校
(7) 国土交通省組織令（平成12年政令第255号）第255条に規定する海上保安大学校（昭和59年7月1日前の海上保安庁法（昭和23年法律第28号）第11条の2に規定する海上保安大学校及び平成13年1月6日前の運輸省組織令（昭和59年政令第175号）第178条に規定する海上保安大学校を含む.）
(8) 国土交通省組織令第239条に規定する気象大学校（昭和59年7月1日前の運輸省設置法（昭和24年法律第157号）第68条に規定する気象大学校及び平成13年1月6日前の運輸省組織令第229条に規定する気象大学校を含む.）

（合格証書の交付）
第15条　厚生労働大臣は，試験に合格した者に合格証書を交付するものとする.

（合格証明書の交付及び手数料）
第16条　試験に合格した者は，厚生労働大臣に合格証明書の交付を申請することができる.
2　前項の規定によつて試験の合格証明書の交付を申請する者は，手数料として2950円を国に納めなければならない.

（手数料の納入方法）
第17条　第12条第1項又は前条第1項の規定による出願又は申請をする者は，手数料の額に相当する収入印紙を受験願書又は申請書にはらなければならない.

第3章　指定試験機関

（指定の申請）
第18条　法第17条第2項の規定により指定を受けようとする者は，次に掲げる事項を記載した申請書を厚生労働大臣に提出しなければならない.
(1) 名称及び主たる事務所の所在地
(2) 試験の実施に関する事務（以下「試験事務」という.）を行おうとする事務所の名称及び所在地
(3) 試験事務を開始しようとする年月日
2　前項の申請書には，次に掲げる書類を添えなければならない.
(1) 定款及び登記事項証明書
(2) 申請の日の属する事業年度の直前の事業年度の貸借対照表及び当該事業年度末の財産目録
(3) 申請の日の属する事業年度及び翌事業年度における事業計画書及び収支予算書
(4) 指定の申請に関する意思の決定を証する書類
(5) 役員の氏名及び略歴を記載した書類
(6) 現に行つている業務の概要を記載した書類
(7) 試験事務の実施の方法に関する計画を記載した書類
(8) 法第17条第4項第4号に該当しない旨の役員の申述書

（指定試験機関の名称の変更等の届出）
第19条　法第17条第1項に規定する指定試験機関（以下「指定試験機関」という.）は，その名称若しくは主たる事務所の所在地又は試験事務を行う事務所の名称若しくは所在地に変更を生じたときは，次に掲げる事項を記載した届出書を厚生労働大臣に提出しなければならない.
(1) 変更後の指定試験機関の名称若しくは主たる事務所の所在地又は試験事務を行う事務所の名称若しくは所在地
(2) 変更を生じた年月日
(3) 変更の理由
2　指定試験機関は，試験事務を行う事務所を新設し，又は廃止したときは，次に掲げる事項を記載した届出書を厚生労働大臣に提出しなければならない.
(1) 新設し，又は廃止した事務所の名称及び所在地
(2) 新設し，又は廃止した事務所において試験事務を開始し，又は廃止した年月日
(3) 新設又は廃止の理由

（役員の選任及び解任）
第20条　指定試験機関は，法第18条第1項の規定により認可を受けようとするときは，次に掲げる事項を記載した申請書を厚生労働大臣に提出しなければならない.
(1) 選任に係る役員の氏名及び略歴又は解任に係る役員の氏名
(2) 選任又は解任の理由
2　前項の申請書（選任に係るものに限る.）には，当該選任に係る者の法第17条第4項第4号に該当しない旨の申述書を添えなければならない.

（事業計画等の認可の申請）
第21条　指定試験機関は，法第19条第1項前段の規定により認可を受けようとするときは，その旨を記載した申請書に事業計画書及び収支予算書を添え，これを厚生労働大臣に提出しなければならない.
2　指定試験機関は，法第19条第1項後段の規定により認可を受けようとするときは，次に掲げる事項を記載した申請書を厚生労働大臣に提出しなければならない.
1　変更しようとする事項
(2) 変更しようとする年月日
(3) 変更の理由

（試験事務規程の認可の申請）

第22条 指定試験機関は，法第20条第1項前段の規定により認可を受けようとするときは，その旨を記載した申請書に試験事務規程を添え，これを厚生労働大臣に提出しなければならない．

2 指定試験機関は，法第20条第1項後段の規定により認可を受けようとするときは，次に掲げる事項を記載した申請書を厚生労働大臣に提出しなければならない．

(1) 変更しようとする事項

(2) 変更しようとする年月日

(3) 変更の理由

（試験事務規程の記載事項）

第23条 法第20条第2項の厚生労働省令で定める事項は，次のとおりとする．

(1) 試験事務の実施の方法に関する事項

(2) 受験手数料の収納の方法に関する事項

(3) 法第21条第1項に規定する試験委員（以下「試験委員」という．）の選任及び解任に関する事項

(4) 試験事務に関して知り得た秘密の保持に関する事項

(5) 試験事務に関する帳簿及び書類の管理に関する事項

(6) その他試験事務の実施に関し必要な事項

（試験委員の要件）

第24条 法第21条第2項の厚生労働省令で定める要件は，次の各号のいずれかに該当する者であることとする．

(1) 学校教育法に基づく大学において医学若しくは工学に関する科目を担当する教授，准教授若しくは助教の職にあり，又はあつた者

(2) 法第14条第1号から第3号までに規定する文部科学大臣の指定した学校又は都道府県知事の指定した臨床工学技士養成所の専任教員

(3) 厚生労働大臣が前2号に掲げる者と同等以上の知識及び技能を有すると認めた者

（試験委員の選任及び変更の届出）

第25条 法第21条第3項の規定による届出は，次に掲げる事項を記載した届出書によつて行わなければならない．

(1) 選任した試験委員の氏名及び略歴又は変更した試験委員の氏名

(2) 選任し，又は変更した年月日

(3) 選任又は変更の理由

（帳簿）

第26条 法第25条に規定する厚生労働省令で定める事項は，次のとおりとする．

(1) 試験実施年月日

(2) 試験地

(3) 受験者の受験番号，氏名，生年月日，住所，試験の成績及び合否の別

2 帳簿は，試験事務を廃止するまで保存しなければならない．

（試験事務の実施結果の報告）

第27条 指定試験機関は，試験事務を実施したときは，遅滞なく，次に掲げる事項を記載した報告書を厚生労働大臣に提出しなければならない．

(1) 試験実施年月日

(2) 試験地

(3) 受験申請者数

(4) 受験者数

2 前項の報告書には，受験者の受験番号，氏名，生年月日，住所及び試験の成績を記載した受験者一覧表を添えなければならない．

（受験停止の処分の報告）

第28条 指定試験機関は，試験に関する不正行為に関係のある者に対して，法第23条第1項の規定によりその受験を停止させたときは，遅滞なく，次に掲げる事項を記載した報告書を厚生労働大臣に提出しなければならない．

(1) 処分を受けた者の氏名，生年月日及び住所

(2) 処分の内容及び処分を行つた年月日

(3) 不正の行為の内容

（読替規定）

第29条 指定試験機関が試験事務を行う場合における第12条第1項，第15条及び第16条の規定の適用については，第12条第1項中「厚生労働大臣」とあるのは「指定試験機関」と，同条第2項第3号中「外国の生命維持管理装置の操作及び保守点検に関する学校若しくは養成所を卒業し，又は外国で臨床工学技士の免許に相当する免許を受けた者であることを証する書面」とあるのは「法第14条第5号に該当する者として厚生労働大臣が認定したことを証する書類」と，第15条及び第16条第1項中「厚生労働大臣」とあるのは「指定試験機関」と，第16条第2項中「国」とあるのは「指定試験機関」とする．

2 前項の規定により読み替えて適用する第16条第2項の規定により指定試験機関に納められた手数料は，指定試験機関の収入とする．

3 第1項に規定する場合においては，第17条の規定は適用しない．

（試験事務の休廃止の許可の申請）

第30条 指定試験機関は，法第29条の規定により許可を受けようとするときは，次に掲げる事項を記載した申請書を厚生労働大臣に提出しなければならない．

(1) 休止し，又は廃止しようとする試験事務の範囲

(2) 休止し，又は廃止しようとする年月日及び休止しようとする場合にあつては，その期間

(3) 休止又は廃止の理由

（試験事務の引継ぎ等）

第31条 指定試験機関は，法第29条の規定による許可を受けて試験事務の全部若しくは一部を廃止する場合，法第30条の規定により指定を取り消された場合又は法第34条第2項の規定により厚生労働大臣が試験事務の全部若しくは一部を自ら行う場合には，次に掲げる事項を行わなければならない．

(1) 試験事務を厚生労働大臣に引き継ぐこと．

(2) 試験事務に関する帳簿及び書類を厚生労働大臣に引き継ぐこと．

(3) その他厚生労働大臣が必要と認める事項

第4章　業務

（法第37条第1項の厚生労働省令で定める医療用の装置の操作）

第31条の2　法第37条第1項の厚生労働省令で定める医療用の装置の操作は，次のとおりとする．

（1）手術室又は集中治療室で生命維持管理装置を用いて行う治療における静脈路への輸液ポンプ又はシリンジポンプの接続，薬剤を投与するための当該輸液ポンプ又は当該シリンジポンプの操作並びに当該薬剤の投与が終了した後の抜針及び止血

（2）生命維持管理装置を用いて行う心臓又は血管に係るカテーテル治療における身体に電気的刺激を負荷するための装置の操作

（3）手術室で生命維持管理装置を用いて行う鏡視下手術における体内に挿入されている内視鏡用ビデオカメラの保持及び手術野に対する視野を確保するための当該内視鏡用ビデオカメラの操作

（法第38条の厚生労働省令で定める生命維持管理装置の操作）

第32条　法第38条の厚生労働省令で定める生命維持管理装置の操作は，次のとおりとする．

（1）身体への血液，気体又は薬剤の注入

（2）身体からの血液又は気体の抜き取り（採血を含む．）

（3）身体への電気的刺激の負荷

附　則　抄

（施行期日）

1　この省令は，昭和63年4月1日から施行する．

（受験手続の特例）

2　法附則第2条の規定により試験を受けようとする者が，受験願書に添えなければならない書類は，第12条第2項の規定にかかわらず，次のとおりとする．

（1）法附則第2条に該当する者であることを証する書類

（2）写真（出願前6月以内に脱帽して正面から撮影した縦6センチメートル横4センチメートルのもので，その裏面には撮影年月日及び氏名を記載すること．）

3　法附則第3条の規定により試験を受けようとする者が，受験願書に添えなければならない書類は，第12条第2項の規定にかかわらず，次のとおりとする．

（1）履歴書

（2）学校教育法第56条第1項の規定により大学に入学することができる者（法附則第4条の規定により大学に入学することができる者とみなされる者を含む．）若しくは臨床工学技士法施行令（昭和63年政令第21号）附則第2項に該当する者であることを証する書類

（3）法附則第3条第2号に規定する講習会の課程を修了したことを証する書類

（4）昭和63年4月1日において病院又は診療所で医師の指示の下に適法に生命維持管理装置の操作及び保守点検を業として行つていた者であること及び病院又は診療所で医師の指示の下に適法に生命維持管理装置の操作及び保守点検を5年以上業として行つていたことを証する書類

（5）写真（出願前6月以内に脱帽して正面から撮影した縦6センチメートル横4センチメートルのもので，その裏面には撮影年月日及び氏名を記載すること．）

（中等学校を卒業した者と同等以上の学力があると認められる者）

4　法附則第4条の中等学校を卒業した者と同等以上の学力があると認められる者は，次のとおりとする．

（1）旧国民学校令（昭和16年勅令第148号）による国民学校初等科修了を入学資格とする修業年限4年の旧中等学校令（昭和18年勅令第36号）による高等女学校卒業を入学資格とする同令による高等女学校の高等科又は専攻科の第1学年を修了した者

（2）国民学校初等科修了を入学資格とする修業年限4年の旧中等学校令による実業学校卒業を入学資格とする同令による実業学校専攻科の第1学年を修了した者

（3）旧師範教育令（昭和18年勅令第109号）による師範学校予科の第3学年を修了した者

（4）旧師範教育令による附属中学校又は附属高等女学校を卒業した者

（5）旧師範教育令（明治20年勅令第346号）による師範学校本科第1部の第3学年を修了した者

（6）内地以外の地域における学校の生徒，児童，卒業者等の他の学校へ入学及び転学に関する規程（昭和18年文部省令第63号）第2条若しくは第5条の規定により中等学校を卒業した者又は前各号に掲げる者と同一の取扱いを受ける者

（7）旧青年学校令（昭和10年勅令第41号）（昭和14年勅令第254号）による青年学校本科（修業年限2年のものを除く．）を卒業した者

（8）旧専門学校令（明治36年勅令第61号）に基づく旧専門学校入学者検定規程（大正13年文部省令第22号）による試験検定に合格した者又は同規程により文部大臣において専門学校入学に関し中学校若しくは高等女学校卒業者と同等以上の学力を有するものと指定した者

（9）旧実業学校卒業程度検定規程（大正14年文部省令第30号）による検定に合格した者

（10）旧高等試験令（昭和4年勅令第15号）第7条の規定により文部大臣が中学校卒業程度において行う試験に合格した者

（11）教育職員免許法施行法（昭和24年法律第148号）第1条第1項の表の第2号，第3号，第6号若しくは第9号の上欄に掲げる教員免許状を有する者又は同法第2条第1項の表の第9号，第18号から第20号の四まで，第21号若しくは第23号の上欄に掲げる資格を有する者

（12）前各号に掲げる者のほか，厚生労働大臣において，試験の受験に関し中等学校の卒業者と同等以上の学力を有するものと指定した者

附　則（平成元年3月24日厚生省令第10号）抄

1　この省令は，公布の日から施行する．

2　この省令の施行の際この省令による改正前の様式（以下「旧様式」という．）により使用されている書類は，この省令による改正後の様式によるものとみなす．

3　この省令の施行の際現にある旧様式による用紙及び板については，当分の間，これを取り繕って使用することができる．

4　この省令による改正後の省令の規定にかかわらず，この省令により改正された規定であって改正後の様式により記載することが適当でないものについては，当分の間，なお従前の例による．

附　則（平成3年3月19日厚生省令第10号）

この省令は，平成3年4月1日から施行する．

附　則（平成3年3月27日厚生省令第15号）

この省令は，平成3年4月1日から施行する．

附　則（平成5年3月26日厚生省令第10号）抄

1　この省令は，平成5年4月1日から施行する．

附　則（平成6年2月28日厚生省令第6号）

1　この省令は，平成6年4月1日から施行する．

2　この省令の施行の際現にあるこの省令による改正前の様式による用紙については，当分の間，これを使用することができる．

附　則（平成6年3月30日厚生省令第19号）

この省令は，平成6年4月1日から施行する．

附　則（平成9年3月27日厚生省令第25号）

この省令は，平成9年4月1日から施行する．

附　則（平成11年1月11日厚生省令第2号）

1　この省令は，公布の日から施行する．

2　この省令の施行の際現にあるこの省令による改正前の様式による用紙については，当分の間，これを取り繕って使用することができる．

附　則（平成12年3月30日厚生省令第55号）

この省令は，平成12年4月1日から施行する．

附　則（平成12年10月20日厚生省令第127号）抄

（施行期日）

1　この省令は，内閣法の一部を改正する法律（平成11年法律第88号）の施行の日（平成13年1月6日）から施行する．

（様式に関する経過措置）

3　この省令の施行の際現にあるこの省令による改正前の様式（次項において「旧様式」という．）により使用されている書類は，この省令による改正後の様式によるものとみなす．

4　この省令の施行の際現にある旧様式による用紙については，当分の間，これを取り繕って使用することができる．

附　則（平成13年7月13日厚生労働省令第160号）

この省令は，障害者等に係る欠格事由の適正化等を図るための医師法等の一部を改正する法律の施行の日（平成13年7月16日）から施行する．

附　則（平成14年2月22日厚生労働省令第14号）抄

1　この省令は，保健婦助産婦看護婦法の一部を改正する法律の施行の日（平成14年3月1日）から施行する．

附　則（平成16年3月26日厚生労働省令第47号）

この省令は，平成16年3月29日から施行する．

附　則（平成17年3月7日厚生労働省令第25号）抄

（施行期日）

第1条　この省令は，不動産登記法の施行の日（平成17年3月7日）から施行する．

附　則（平成18年3月31日厚生労働省令第75号）抄

（施行期日）

第1条　この省令は，臨床検査技師，衛生検査技師等に関する法律の一部を改正する法律（以下「平成17年改正法」という．）及び臨床検査技師，衛生検査技師等に関する法律施行令の一部を改正する政令の施行の日（平成18年4月1日）から施行する．

附　則（平成19年1月9日厚生労働省令第2号）

この省令は，防衛庁設置法等の一部を改正する法律の施行の日（平成19年1月9日）から施行する．

附　則（平成19年3月30日厚生労働省令第43号）抄

（施行期日）

第1条　この省令は，平成19年4月1日から施行する．

（助教授の在職に関する経過措置）

第2条　この省令による改正後の次に掲げる省令の規定の適用については，この省令の施行前における助教授としての在職は，准教授としての在職とみなす．

(1) から (14) まで　略

(15) 臨床工学技士法施行規則第24条第1号

附　則（平成19年12月25日厚生労働省令第152号）

この省令は，平成19年12月26日から施行する．

附　則（平成20年11月28日厚生労働省令第163号）抄

（施行期日）

第1条　この省令は，一般社団法人及び一般財団法人に関する法律の施行の日（平成20年12月1日）から施行する．

附　則（平成22年4月1日厚生労働省令第57号）

この省令は，公布の日から施行する．

附　則（平成25年1月9日厚生労働省令第2号）

この省令は，公布の日から施行する．

附　則（平成27年3月31日厚生労働省令第55号）抄

（施行期日）

1　この省令は，平成27年4月1日から施行する．

附　則（平成27年9月30日厚生労働省令第156号）抄

（施行期日）

1　この省令は，平成27年10月1日から施行する．

附　則（平成28年6月8日厚生労働省令第108号）

この省令は，公布の日から施行する．

附　則（平成30年11月9日厚生労働省令第131号）

（施行期日）

1　この省令は，平成31年1月1日から施行する．

（経過措置）

2　この省令の施行の際現にあるこの省令による改正前の様式（次項において「旧様式」という．）により使用されている書類は，この省令による改正後の様式によるものとみなす．

3　この省令の施行の際現にある旧様式による用紙につ

いては，当分の間，これを取り繕って使用することができる．

附　則（平成30年11月30日厚生労働省令第139号）抄

（施行期日）

第1条　この省令は，平成31年1月1日から施行する．

附　則（令和元年5月7日厚生労働省令第1号）抄

（施行期日）

第1条　この省令は，公布の日から施行する．

（経過措置）

第2条　この省令による改正前のそれぞれの省令で定める様式（次項において「旧様式」という．）により使用されている書類は，この省令による改正後のそれぞれの省令で定める様式によるものとみなす．

2　旧様式による用紙については，合理的に必要と認められる範囲内で，当分の間，これを取り繕って使用することができる．

附　則（令和元年12月13日厚生労働省令第80号）抄

（施行期日）

第1条　この省令は，情報通信技術の活用による行政手続等に係る関係者の利便性の向上並びに行政運営の簡素化及び効率化を図るための行政手続等における情報通信の技術の利用に関する法律等の一部を改正する法律（令和元年法律第16号）の施行の日（令和元年12月16日）から施行する．

附　則（令和2年12月25日厚生労働省令第208号）抄

（施行期日）

第1条　この省令は，公布の日から施行する．

（経過措置）

第2条　この省令の施行の際現にあるこの省令による改正前の様式（次項において「旧様式」という．）により使用されている書類は，この省令による改正後の様式によるものとみなす．

2　この省令の施行の際現にある旧様式による用紙については，当分の間，これを取り繕って使用することができる．

附　則（令和3年7月9日厚生労働省令第119号）

この省令は，令和3年10月1日から施行する．

附　則（令和4年7月28日厚生労働省令第107号）抄

（施行期日）

第1条　この省令は，公布の日から施行する．

（経過措置）

第2条　この省令の施行の際現にあるこの省令による改正前の様式（次項において「旧様式」という．）により使用されている書類は，この省令による改正後の様式によるものとみなす．

2　この省令の施行の際現にある旧様式による用紙については，当分の間，これを取り繕って使用することができる．

様式第1号（第1条の3関係）

様式第2号（第3条・第6条関係）

様式第3号（第4条関係）

様式第4号（第5条関係）

様式第5号（第7条関係）

様式第6号（第12条関係）

付録 2　令和３年版　臨床工学技士 国家試験出題基準（医学概論）

Ⅰ．医学概論

【現行】人体の構造及び機能，臨床工学に必要な医学的基礎

【旧】医学概論，公衆衛生学，人の構造及び機能，臨床生理学，基礎医学実習，病理学概論，臨床生化学，臨床免疫学，臨床薬理学，関係法規，看護学概論

（1）臨床工学に必要な医学的基礎

大 項 目	中 項 目	小 項 目
3．関係法規	（1）医事	①臨床工学技士法
		②医師法
		③保健師助産師看護師法
		④医療法
	（2）薬事，保健	①医薬品，医療機器等の品質，有効性及び安全性の確保等に関する法律（医薬品医療機器等法）
		②健康増進法
		③感染症に関する法律
		④廃棄物処理法
		⑤毒劇物取締法
		⑥臓器移植法

索　引

和文索引

欧文索引

【編者略歴】

福田　　誠（ふくだ まこと）

1991年　早稲田大学理工学部応用化学科卒業
1993年　早稲田大学大学院理工学研究科応用化学専攻博士前期課程修了
1993年　旭化成工業㈱，旭化成メディカル㈱
2006年　姫路獨協大学医療保健学部臨床工学科助教授
2014年　近畿大学生物理工学部医用工学科准教授
2022年　近畿大学生物理工学部医用工学科教授
現在に至る　博士（工学）

中島章夫（なかじま あきお）

1991年　慶應義塾大学理工学部電気工学科卒業
1993年　慶應義塾大学大学院理工学研究科電気工学専攻前期博士課程修了
1993年　防衛医科大学校医用電子工学講座助手
1999年　日本工学院専門学校臨床工学科科長
2006年　東京女子医科大学大学院医学研究科先端生命医科学系専攻後期博士課程修了
2006年　杏林大学保健学部臨床工学科助教授（先端臨床工学研究室）
2007年　杏林大学保健学部臨床工学科准教授
2020年　杏林大学保健学部臨床工学科教授
現在に至る　博士（医学）

最新臨床工学講座
関係法規　2024年版　ISBN978-4-263-73463-6

2024年 3月20日　第1版第1刷発行

監　修　一般社団法人 日本臨床工学技士教育施設協議会
編　集　福田　誠
　　　　中島章夫
発行者　白石泰夫
発行所　医歯薬出版株式会社
〒113-8612　東京都文京区本駒込1-7-10
TEL.（03）5395-7620（編集）・7616（販売）
FAX.（03）5395-7603（編集）・8563（販売）
https://www.ishiyaku.co.jp/
郵便振替番号　00190-5-13816

乱丁，落丁の際はお取り替えいたします．
印刷・教文堂／製本・愛千製本所